中国临床肿瘤学会（*CSCO*）
肾癌诊疗指南
2020

U0364751

GUIDELINES OF CHINESE SOCIETY OF CLINICAL ONCOLOGY (CSCO)

KIDNEY CANCER

中国临床肿瘤学会指南工作委员会 组织编写

人民卫生出版社

图书在版编目（CIP）数据

中国临床肿瘤学会（CSCO）肾癌诊疗指南 .2020 /
中国临床肿瘤学会指南工作委员会组织编写.—北京：
人民卫生出版社，2020

ISBN 978-7-117-30051-3

I. ①中… II. ①中… III. ①肾癌 — 诊疗 — 指南
IV. ①R737.11-62

中国版本图书馆 CIP 数据核字（2020）第 088233 号

| 人卫智网 | www.ipmph.com | 医学教育、学术、考试、健康，购书智慧智能综合服务平台 |
| 人卫官网 | www.pmph.com | 人卫官方资讯发布平台 |

中国临床肿瘤学会（CSCO）肾癌诊疗指南 2020

组织编写：中国临床肿瘤学会指南工作委员会
出版发行：人民卫生出版社（中继线 010-59780011）
地　　址：北京市朝阳区潘家园南里 19 号
邮　　编：100021
E - m a i l：pmph @ pmph.com
购书热线：010-59787592　010-59787584　010-65264830
印　　刷：北京盛通印刷股份有限公司

经　　销：新华书店
开　　本：787 × 1092　1/32　印张：3.5
字　　数：87 千字
版　　次：2020 年 7 月第 1 版　2020 年 11 月第 1 版第 4 次印刷
标准书号：ISBN 978-7-117-30051-3
定　　价：32.00 元

打击盗版举报电话：**010-59787491**　E-mail：**WQ @ pmph.com**
质量问题联系电话：**010-59787234**　E-mail：**zhiliang @ pmph.com**

中国临床肿瘤学会指南工作委员会

中国临床肿瘤学会（CSCO）
肾癌诊疗指南

2020

指南顾问

孙　燕　秦叔逵

组　长

马建辉

副组长

郭　军　何志嵩　叶定伟　周芳坚

秘　书

盛锡楠　唐碧霞

专家组成员（以姓氏汉语拼音为序）（＊为执笔人）

毕　锋　　四川大学华西医院腹部肿瘤科

曹登峰　　美国圣路易斯华盛顿大学医学院病理与免疫学系

陈映霞　　南京一民医院肿瘤科

郭　军　　北京大学肿瘤医院肾癌黑色素瘤内科

何志嵩　　北京大学第一医院泌尿外科

贺大林　　西安交通大学第一附属医院泌尿外科

黄翼然　　上海交通大学医学院附属仁济医院泌尿外科

李永恒　　北京大学肿瘤医院放疗科

李忠武　　北京大学肿瘤医院病理科

梁　军　　北京大学国际医院肿瘤内科

梁后杰　　中国人民解放军陆军军医大学第一附属医院肿瘤内科

刘基巍　　大连医科大学附属第一医院肿瘤内科

刘文超　　中国人民解放军空军军医大学第一附属医院肿瘤内科

马建辉　　中国医学科学院肿瘤医院泌尿外科

牛晓辉　　北京积水潭医院骨肿瘤科

潘跃银　　中国科学技术大学附属第一医院肿瘤内科

盛锡楠 *　北京大学肿瘤医院肾癌黑色素瘤内科

束永前　　江苏省人民医院肿瘤内科
王潍博　　山东省立医院肿瘤内科
王秀问　　山东大学齐鲁医院肿瘤内科
吴晓安　　漳州正兴医院肿瘤内科
谢晓冬　　中国人民解放军北部战区总医院肿瘤内科
姚　欣　　天津医科大学肿瘤医院泌尿肿瘤科
叶定伟　　复旦大学附属肿瘤医院泌尿外科
于世英　　华中科技大学同济医学院附属同济医院肿瘤内科
袁建林　　中国人民解放军空军军医大学第一附属医院泌尿外科
张艳桥　　哈尔滨医科大学附属肿瘤医院肿瘤内科
郑　闪　　中国医学科学院肿瘤医院病理科
周爱萍　　中国医学科学院肿瘤医院肿瘤内科
周芳坚　　中山大学肿瘤防治中心泌尿外科

　　基于循证医学证据、兼顾诊疗产品的可及性、吸收精准医学新进展，制定中国常见癌症的诊断和治疗指南，是中国临床肿瘤学会（CSCO）的基本任务之一。近年来，临床诊疗指南的制定出现新的趋向，即基于诊疗资源的可及性，这尤其适合发展中国家或地区差异性显著的国家和地区。中国是幅员辽阔，地区经济和学术发展不平衡的发展中国家，CSCO 指南需要兼顾地区发展差异、药物和诊疗手段的可及性以及肿瘤治疗的社会价值三个方面。因此，CSCO 指南的制定，要求每一个临床问题的诊疗意见，需根据循证医学证据和专家共识度形成证据级别，同时结合产品的可及性和效价比形成推荐等级。证据级别高、可及性好的方案，作为 I 级推荐；证据级别较高、专家共识度稍低，或可及性较差的方案，作为 II 级推荐；临床实用，但证据等级不高的，作为 III 级推荐。CSCO 指南主要基于国内外临床研究成果和 CSCO 专家意见，确定推荐等级，便于大家在临床实践中参考使用。CSCO 指南工作委员会相信，基于证据、兼顾可及、结合意见的指南，更适合我国的临床实际。我们期待得到大家宝贵的反馈意见，并将在更新时认真考虑、积极采纳合理建议，保持 CSCO 指南的科学性、公正性和时效性。

中国临床肿瘤学会指南工作委员会

目录

CSCO 诊疗指南证据类别

证据特征			CSCO 专家共识度
类别	水平	来源	
1A	高	严谨的 Meta 分析、大型随机对照临床研究	一致共识（支持意见 ≥ 80%）
1B	高	严谨的 Meta 分析、大型随机对照临床研究	基本一致共识，但争议小（支持意见 60%~80%）
2A	稍低	一般质量的 Meta 分析、小型随机对照研究、设计良好的大型回顾性研究、病例 - 对照研究	一致共识（支持意见 ≥ 80%）
2B	稍低	一般质量的 Meta 分析、小型随机对照研究、设计良好的大型回顾性研究、病例 - 对照研究	基本一致共识，但争议小（支持意见 60%~80%）
3	低	非对照的单臂临床研究、病例报告、专家观点	无共识，且争议大（支持意见 <60%）

CSCO 诊疗指南推荐等级

推荐等级	标准
I 级推荐	**1A 类证据和部分 2A 类证据** 一般情况下，CSCO 指南将 1A 类证据和部分专家共识度高且在中国可及性好的 2A 类证据作为 I 级推荐。具体来说，CSCO 指南 I 级推荐具有如下特征：可及性好的普适性诊治措施（包括适应证明确），肿瘤治疗价值相对稳定，基本为国家医保所收录；I 级推荐的确定，不因商业医疗保险而改变，主要考虑的因素是患者的明确获益性
II 级推荐	**1B 类证据和部分 2A 类证据** 一般情况下，CSCO 指南将 1B 类证据和部分专家共识度稍低或在中国可及性不太好的 2A 类证据作为 II 级推荐。具体来说，CSCO 指南 II 级推荐具有如下特征：在国际或国内已有随机对照的多中心研究提供的高级别证据，但是可及性差或者效价比低，已超出平民经济承受能力的药物或治疗措施；对于获益明显但价格昂贵的措施，以肿瘤治疗价值为主要考虑因素，也可以作为 II 级推荐
III 级推荐	**2B 类证据和 3 类证据** 对于正在探索的诊治手段，虽然缺乏强有力的循证医学证据，但是专家组具有一致共识的，可以作为 III 级推荐供医疗人员参考
不推荐 / 反对	对于已有充分证据证明不能使患者获益的，甚至导致患者伤害的药物或者医疗技术，专家组具有一致共识的，应写明"专家不推荐"或者必要时"反对"。可以是任何类别等级的证据

CSCO 肾癌诊疗指南（2020）更新要点

（1）肾癌的 MDT 诊疗模式

更新 MDT 诊疗相关科室

（2）诊断

新增疾病诊断的相关注释

新增肾癌诊断的实验室检查推荐

新增胸部 CT 作为局限性肾癌胸部影像学检查优先推荐

新增肾癌病理免疫组化的推荐

新增遗传性肾癌的论述，更新了遗传性肾癌分类及其特点

新增对于发病年龄 ≤ 45 岁并且肾脏肿瘤病变表现为双侧、多灶性以及肾癌家族史的患者，推荐进行遗传学方面的基因检测。

（3）预后影响因素及评分

规范 MSKCC 与 IMDC 预后模型名称

（4）外科治疗

新增肾癌外科治疗的注释

新增立体定向放疗推荐用于不能耐受手术的局限性肾癌患者

更新初诊为转移性肾癌的外科治疗推荐

对于可耐受手术人群，将全身系统性药物治疗作为Ⅰ类推荐，减瘤术后系统药物治疗作为限制性Ⅰ类推荐

新增肾癌骨转移、脑转移、肝转移的处理原则

（5）内科治疗

转移性肾癌的内科治疗部分：

新增晚期肾透明细胞癌一线治疗、二线治疗、三线治疗以及非透明细胞癌的治疗解析，主要列举了循证医学证据及其推荐用法

a. 透明细胞型肾细胞癌的一线治疗

删除细胞因子治疗推荐

新增安罗替尼作为中危与高危的一线治疗推荐

b. 透明细胞型肾细胞癌的二线治疗

新增仑伐替尼联合帕博利珠单抗的二线治疗推荐

删除纳武利尤单抗联合伊匹木单抗治疗失败后的二线治疗推荐

c. 透明细胞型肾细胞癌的三线治疗

新增仑伐替尼联合帕博利珠单抗的三线治疗推荐

（6）不良反应处理

新增免疫及联合治疗的相关不良反应概述，靶向药物与免疫治疗不良反应处理原则表格更新了部分内容

（7）附录

更正病理分类个别名称

删除晚期肾癌靶向药物推荐用法

1 肾癌的 MDT 诊疗模式 [a]

内容	主要科室	相关科室	可考虑加入科室
MDT 学科组成	1. 泌尿外科 2. 肿瘤内科 3. 放射治疗科 4. 影像诊断科 5. 病理科 6. 核医学科	1. 胸外科 2. 超声科 3. 骨科 4. 疼痛科 5. 普通内科 [b]（包括心血管、肾内、内分泌等）	1. 营养科 2. 检验科 3. 遗传学专家 4. 其他外科（包括神经、胃肠、介入科等）
MDT 成员要求	高年资主治医师及以上	副主任医师及以上	
MDT 讨论内容	1. 临界可切除患者 2. 局部晚期患者 3. 伴有寡转移灶的同时性转移性患者 4. 可能行减瘤术患者 5. 因医学原因不能耐受手术的可切除患者 6. 肾脏病变诊断困难	1. 需要新辅助、辅助及转化放疗、系统性抗肿瘤治疗的患者 2. 转移灶导致局部症状明显的患者	主管医师认为需要MDT的特殊内容
MDT 日常活动	固定学科、固定专家和固定时间（建议每1~2周一次），固定场所	根据具体情况设置	

【注释】

a. 肾癌诊疗应高度重视 MDT 的作用，推荐有条件的单位将尽可能多的肾癌患者进行 MDT。MDT 实施过程中由多个学科专家共同分析患者的临床症状、体征、影像、病理、分子检测等资料，对患者的体能状态、疾病诊断、分期、侵犯范围、发展趋向和预后等做出全面的评估，并根据国内外治疗规范 / 指南 / 循证医学证据，结合现有的治疗手段，制订科学、合理的诊疗计划，积极应用手术、系统性肿瘤内科治疗等手段进行综合治疗，以期达到治愈或控制肿瘤、延长生存期和提高生活质量的目的[1]。

b. 肾癌患者常具有以下特点：①肾癌患者可能伴发副肿瘤综合征，包括高钙血症、发热、红细胞增多症、Stauffer 综合征等[2-5]；②终末期肾衰、肾移植或结节性硬化综合征患者可能会出现肾癌[6, 7]；③晚期肾癌靶向治疗可能会导致高血压、蛋白尿、内分泌异常、间质性肺炎等不同器官功能异常的临床表现，故在诊治过程中需重视相关内科的参与处理。

参考文献

［1］ NIELSEN SM, RHODES L, BLANCO I, et al. Von hippel-lindau disease: genetics and role of genetic counseling in a multiple neoplasia syndrome. J Clin Oncol, 2016, 34 (18)：2172-2181.

［2］ MOREIRA DM, GERSHMAN B, LOHSE CM, et al. Paraneoplastic syndromes are associated with adverse prognosis among patients with renal cell carcinoma undergoing nephrectomy. World J Urol, 2016, 34 (10) : 1465-1472.

[3] HEGEMANN M, KROEGER N, STENZL A, et al. Rare and changeable as a chameleon: paraneoplastic syndromes in renal cell carcinoma. World J Urol, 2018, 36 (6) : 849-854.

[4] SACCO E, PINTO F, SASSO F, et al. Paraneoplastic syndromes in patients with urological malignancies. Urol Int, 2009, 83 (1) : 1-11.

[5] KIM HL, BELLDEGRUN AS, FREITAS DG, et al. Paraneoplastic signs and symptoms of renal cell carcinoma: implications for prognosis. J Urol, 2003, 170 (5) : 1742-1746.

[6] SRIGLEY JR, DELAHUNT B, EBLE JN, et al. The International Society of Urological Pathology (ISUP) Vancouver Classification of Renal Neoplasia. Am J Surg Pathol, 2013, 37 (10) : 1469-1489.

[7] NEUZILLET Y, TILLOU X, MATHIEU R, et al. Renal cell carcinoma (RCC) in patients with end-stage renal disease exhibits many favourable clinical, pathologic, and outcome features compared with RCC in the general population. Eur Urol, 2011, 60 (2) : 366-373.

2 诊断

肾癌的临床诊断和临床分期（cTNM）主要依靠影像学检查，其他还包括体格检查、实验室检查等。组织病理学诊断可以明确肾癌的组织学类型、pTNM分期、判断预后、为制订个体化治疗及随访提供必要依据。

2.1　肾癌的诊断原则

目的	Ⅰ级推荐	Ⅱ级推荐	Ⅲ级推荐
定性诊断	手术标本的病理诊断（1A类）[a]	穿刺活检（2A类）[b, c]	
分期诊断（局限性肾癌[d]）	胸部CT/X线（2A类）[e] 腹腔增强CT/MRI（1A类）[f]	头颅CT/MRI（2A类）[g] 骨扫描[h]（2A类） 盆腔CT/MRI（2A类）[i]	PET-CT（2A类） 肾超声造影（2A类）[j]
分期诊断（局部进展 /转移性肾癌）	胸部CT（1A类） 腹盆腔增强CT/MRI（1A类）[f] 头颅CT/MRI（1A类）[g] 骨扫描（1A类）	PET-CT（2A类）	

【注释】

局限性肾癌一般没有明显症状，通常经健康体检或因其他原因进行影像学检查而被发现。少部分患者具有某些临床表现，如腰痛、血尿、高血压、贫血、消瘦等。有些转移性肾癌患者可因转移部位和程度的不同，而出现骨骼疼痛、骨折、严重贫血、咳嗽和咯血等相应症状。

实验室检查可作为对患者一般状况、肝肾功能以及预后判定评价的参考。主要实验室检查项目除了血常规、肝肾功能、凝血等常规项目，还应包括肾小球滤过率、血钙、碱性磷酸酶和乳酸脱氢酶。此外，肾癌患者术前需行核素肾图或肾动态显像进行肾功能评估。

a. 临床上影像检查诊断为肾癌，且适合手术治疗的患者。

b. 临床上影像检查诊断为肾癌，且适合手术（包括根治性肾切除术和保留肾单位手术）治疗的患者，不建议肾肿瘤穿刺活检。对不能手术治疗的晚期肾癌患者，全身治疗前行肾肿瘤或转移灶穿刺活检，有助于病理诊断分型和提供后续进一步检测的组织来源，为制订个体化治疗方案提供依据。选择消融治疗前，应先行肾肿瘤穿刺活检病理检查。

c. 肾肿瘤穿刺活检应尽量考虑用粗针穿刺，不建议细针穿刺[1-3]。

d. 局限性肾癌是指肿瘤局限于肾脏被膜内，包括临床分期为 T1 和 T2 的肿瘤。

e. 术前胸部常规影像学检查，优先考虑行胸部 CT 检查。

f. 应使用静脉注射和口服对比增强剂。如有 CT 静脉造影的禁忌证，胸部可以平扫，腹盆腔检查考虑腹 / 盆腔增强 MRI[4-14]。

g. 有头痛或相应神经系统症状患者[15, 16]。

h. 核素骨显像检查指征：①有相应骨症状；②碱性磷酸酶增高；③临床分期≥Ⅲ期的患者[17, 18]。

i. MRI 有助于复杂性肾囊性病变的鉴别诊断，分析局部晚期肿瘤侵及范围，和周围血管、脏器的联系以及有无静脉瘤栓。

j. 肾超声造影检查有助于鉴别肾肿瘤良恶性，特别是用于复杂性肾囊肿患者的鉴别诊断。

2.2　肾癌的病理学诊断

　　肾细胞癌常见病理类型为透明细胞型肾细胞癌、乳头状肾细胞癌、嫌色细胞肾细胞癌，根据 2016 年世界卫生组织（WHO）肿瘤分类，肾细胞癌还包括其他 13 种病理亚型，具体详见附录 7.3。根据获取的肿瘤组织，规范化行病理学诊断，是进一步诊疗及随访的前提条件。

2.2.1 肾癌的病理诊断与规范化原则

标本类型	I 级推荐		II 级推荐
	大体检查	光镜下检查	
肾部分切除标本	肿瘤位置 肿瘤大小	明确病变性质 组织学类型 [a] **WHO/ISUP 核分级** [b] 肿瘤坏死及其比例 周围侵犯 / 脉管侵犯 切缘情况 和 / 或伴有肉瘤样分化比例	免疫组化标记物检测 [c]：用于组织学类型鉴别诊断、明确血管和淋巴结侵犯、肿瘤细胞增殖活性评估等

肾癌的病理诊断与规范化原则（续表）

标本类型	I 级推荐		II 级推荐
	大体检查	光镜下检查	
根治性肾切除标本	肿瘤位置 肿瘤大小	明确病变性质 组织学类型 [a] WHO/ISUP 核分级 [b] 肿瘤坏死及其比例 周围侵犯 / 脉管侵犯 切缘情况 伴有肉瘤样分化比例 大血管受累情况 淋巴结情况（如清扫） 肾上腺情况（如切除）	免疫组化标记物检测 [c]：用于组织学类型鉴别诊断、明确血管和淋巴结侵犯、肿瘤细胞增殖活性评估等
活检标本	组织大小与数目	明确病变性质和组织学类型 [a] - 肿瘤 / 非肿瘤 - 良性 / 恶性 - 组织学类型	免疫组化标记物检测 [c]：用于组织学类型鉴别诊断、明确血管和淋巴结侵犯、肿瘤细胞增殖活性评估等

诊断

【注释】

a. 病理诊断困难建议提交上级医院会诊（提供原始病理报告以核对送检切片的准确性，减少误差；提供充分的病变切片或蜡块以及术中所见等）。

b. 根据 2016 版 WHO 肾脏肿瘤病理学分类，WHO/ISUP（International Society of Urological Pathology）核分级系统取代既往使用的 Fuhrman 分级系统，如有条件，鼓励同时保留 Fuhrman 分级。

c. 病理诊断困难时，可根据肾癌的诊断与鉴别诊断、预后评估及治疗需要选择肾癌相关标记物的检测项目。推荐使用有助于常见肾细胞肿瘤鉴别诊断的免疫组化标志物：CK7、AMACR、CD10、RCC、CAIX、CD117，可酌情组合并联合其他免疫组化标志物。

2.2.2 肾细胞癌 WHO/ISUP 核分级标准[19, 20]

WHO/ISUP 分级[a]	核的形态
1	显微镜下放大 400 倍时，未见核仁或者核仁不明显，核仁嗜碱性
2	显微镜下放大 400 倍时核仁明显（conspicuous）而且嗜酸性，放大 100 倍时可见（visible）但是不突出（not prominent）
3	显微镜下放大 100 倍时核仁明显（conspicuous）而且嗜酸性
4	核极度多形性，或者肿瘤性多核巨细胞，或者伴有横纹肌样分化，或者肉瘤样分化

诊断

17

【注释】

a. 肾细胞癌WHO/ISUP核分级标准仅应用于透明细胞肾细胞癌和乳头状肾细胞癌，分为四级（1~4级），级别越高，预后越差，如伴有肉瘤样变和横纹肌样分化，分级为4级（最高级）。嫌色细胞肾细胞癌目前不分级，其他类型的肾细胞癌目前也还没有推荐使用的分级系统，因此建议可以使用上述的WHO/ISUP分级，这样给临床治疗提供一定的预后信息。

2.2.3 遗传性肾癌

依据是否具有家族遗传性特点，可以把肾癌分为遗传性肾癌和散发性肾癌。临床上所诊断的肾癌大多数都是散发性肾癌，*Von Hippel-Lindau*（*VHL*）基因异常是散发性肾癌最常见的基因异常，超过50%的散发性肾透明细胞癌中都存在该基因的突变或沉寂。而遗传性肾癌是指具有特定基因改变并具有家族聚集倾向的肾癌，占全部肾癌的2%~4%[21-30]。对于发病年龄≤45岁并且肾脏肿瘤病变表现为双侧、多灶性以及肾癌家族史的患者，推荐进行遗传学方面的基因检测。

2.2.4 常见遗传性肾癌及临床表现

综合征	突变位点	肾癌病理特点	综合征临床表现
VHL	*VHL*	肾透明细胞癌 透明细胞乳头状肾细胞癌	肾细胞癌，嗜铬细胞瘤，胰腺肾脏囊肿，神经系统视网膜血管母细胞瘤，副神经节瘤，胰腺内分泌肿瘤，内淋巴囊肿瘤，附睾腺瘤
HPRC （遗传性乳头状肾细胞癌）	*MET*	乳头状肾细胞癌 I 型	没有肾脏以外病变表现
BHD 综合征	*FLCN*	嫌色细胞肾细胞癌 嗜酸细胞瘤 透明细胞肾细胞癌 乳头状肾细胞癌 混合肿瘤	肾细胞癌，混合性嫌色 - 嗜酸性肾细胞癌，纤维毛囊瘤，肺囊肿，自发性肺气肿

诊断

常见遗传性肾癌及临床表现（续表）

综合征	突变位点	肾癌病理特点	综合征临床表现
HLRCC （遗传性平滑肌瘤病和肾细胞癌）	*FH*	HLRCC 相关性肾细胞癌	肾细胞癌 / 肾囊肿、皮肤平滑肌瘤、子宫肌瘤
SDH RCC （琥珀酸脱氢酶相关肾细胞癌）	*SDHB* *SDHD* *SDHC*	SDH 缺陷相关性肾细胞癌	肾细胞癌，副神经节瘤，嗜铬细胞瘤，胃肠道间质瘤
TSC （结节性硬化症）	*TSC1* *TSC2*	透明细胞肾细胞癌 乳头状肾细胞癌 嫌色细胞肾细胞癌	双侧多发血管平滑肌脂肪瘤、肾细胞癌，心脏横纹肌瘤，室管膜下巨细胞胶质细胞胶质瘤等
多发性错构瘤综合征 （Cowden 综合征）	*PTEN*	透明细胞肾细胞癌 乳头状肾细胞癌 嫌色细胞肾细胞癌	肾细胞癌，乳腺癌，滤泡性甲状腺癌，子宫内膜癌

常见遗传性肾癌及临床表现（续表）

综合征	突变位点	肾癌病理特点	综合征临床表现
MITF 家族易感性肾癌	*MITF*	透明细胞肾细胞癌 乳头状肾细胞癌	黑色素瘤，胰腺癌，乳腺癌，前列腺癌，肺癌，结肠癌
HPT-JT （甲状旁腺功能亢进性颌骨肿瘤综合征）	*HRPT2*	肾脏混合性上皮间质肿瘤 肾母细胞瘤（Wilms 瘤） 其他	肾脏混合性上皮间质肿瘤，肾囊肿，肾母细胞瘤（Wilms 瘤），甲状旁腺功能亢进，甲状旁腺癌，子宫肿瘤（平滑肌瘤，腺肉瘤），颌骨骨化性纤维瘤
BAP1 易感性肿瘤综合征	*BAP1*	透明细胞肾细胞癌	肾透明细胞癌，葡萄膜黑色素瘤，皮肤黑色素瘤，间皮瘤

【注释】

遗传性肾癌少见，对于年轻、肿瘤表现为多灶性、双侧发病的患者，应警惕其可能性，进一步诊断需要包含遗传学专业的多学科讨论。

诊断

参考文献

［1］CATE F, KAPP ME, ARNOLD SA, et al. Core needle biopsy and fine needle aspiration alone or in combination: diagnostic accuracy and impact on management of renal masses. J Urol, 2017, 197 (6) : 1396-1402.

［2］YANG CS, CHOI E, IDREES MT, et al. Percutaneous biopsy of the renal mass: FNA or core needle biopsy？ Cancer Cytopathol, 2017, 125 (6) : 407-415.

［3］MARCONI L, DABESTANI S, LAM TB, et al. Systematic review and meta-analysis of diagnostic accuracy of percutaneous renal tumour biopsy. Eur Urol, 2016, 69 (4) : 660-673.

［4］SOKHI HK, MOK WY, PATEL U. Stage T3a renal cell carcinoma: staging accuracy of CT for sinus fat, perinephric fat or renal vein invasion. Br J Radiol, 2015, 88: 20140504.

［5］GONG IH, HWANG J, CHOI DK, et al. Relationship among total kidney volume, renal function and age. J Urol, 2012, 187 (1) : 344-349.

［6］JANUS CL, MENDELSON DS. Comparison of MRI and CT for study of renal and perirenal masses. Crit Rev Diagn Imaging, 1991, 32 (2) : 69-118.

［7］MUELLER-LISSE UG, MUELLER-LISSE UL. Imaging of advanced renal cell carcinoma. World J

诊
断

Urol, 2010, 28 (3) : 253-261.

[8] KABALA JE1, GILLATT DA, PERSAD RA, et al. Magnetic resonance imaging in the staging of renal cell carcinoma. Br J Radiol, 1991, 64 (764) : 683-689.

[9] PARK JW, JO MK, LEE HM. Significance of 18F-fluorodeoxyglucose positron-emission tomography/computed tomography for the postoperative surveillance of advanced renal cell carcinoma. BJU Int, 2009, 103 (5) : 615-619.

[10] BECHTOLD RE, ZAGORIA RJ. Imaging approach to staging of renal cell carcinoma. Urol Clin North Am, 1997, 24 (3) : 507-522.

[11] MILES KA, LONDON NJ, LAVELLE JM, et al. CT staging of renal carcinoma: a prospective comparison of three dynamic computed tomography techniques. Eur J Radiol, 1991, 13 (1) : 37-42.

[12] LIM DJ, CARTER MF. Computerized tomography in the preoperative staging for pulmonary metastases in patients with renal cell carcinoma. J Urol, 1993, 150 (4) : 1112-1114.

[13] HERDENREICH A, RAVERY V; European Society of Oncological Urology. Preoperative imaging in renal cell cancer. World J Urol, 2004, 22 (5) : 307-315.

[14] SHETH S, SCATARIGE JC, HORTON KM, et al. Current concepts in the diagnosis and management of renal cell carcinoma: role of multidetector ct and three-dimensional CT. Radiographics, 2001, 21 Spec No: S237-254.

[15] MARSHALL ME, PEARSON T, SIMPSON W, et al. Low incidence of asymptomatic brain metasta-

诊断

ses in patients with renal cell carcinoma. Urology, 1990, 36 (4) : 300-302.

[16] KOGA S, TSUDA S, NISHIKIDO M, et al. The diagnostic value of bone scan in patients with renal cell carcinoma. J Urol, 2001, 166 (6) : 2126-2128.

[17] HENRIKSSON C, HARALDSSON G, ALDENBORG F, et al. Skeletal metastases in 102 patients evaluated before surgery for renal cell carcinoma. Scand J Urol Nephrol, 1992, 26 (4) : 363-366.

[18] SEAMAN E, GOLUBOFF ET, ROSS S, et al. Association of radionuclide bone scan and serum alkaline phosphatase in patients with metastatic renal cell carcinoma. Urology, 1996, 48 (5) : 692-695.

[19] MOCH H, CUBILLA AL, HUMPHREY PA, et al. The 2016 WHO classification of tumours of the urinary system and male genital organs-part A: renal, penile, and testicular tumours. Eur Urol, 2016, 70 (1) : 93-105.

[20] DELAHUNT B, CHEVILLE JC, MARTIGNONI G, et al. The International Society of Urological Pathology (ISUP) grading system for renal cell carcinoma and other prognostic parameters. Am J Surg Pathol, 2013, 37 (10) : 1490-1504.

[21] SRIGLEY JR, DELAHUNT B, EBLE JN, et al. The International Society of Urological Pathology (ISUP) Vancouver Classification of Renal Neoplasia. Am J Surg Pathol, 2013, 37 (10) : 1469-1489.

[22] SHUCH B, VOURGANTI S, RICKETTS CJ, et al. Defining early-onset kidney cancer: implications

for germline and somatic mutation testing and clinical management. J Clin Oncol, 2014, 32 (5) : 431-437.

[23] PIGNOT G, ELIE C, CONQUY S. , et al. Survival analysis of 130 patients with papillary renal cell carcinoma: prognostic utility of type 1 and type 2 subclassification. Urology, 2007, 69 (2) : 230-235.

[24] PRZYBYCIN CG, MAGI-GALLUZZI C, MCKENNEY JK, et al. Hereditary syndromes with associated renal neoplasia: a practical guide to histologic recognition in renal tumor resection specimens. Adv Anat Pathol, 2013, 20 (4) : 245-263.

[25] SHUCH B, SINGER EA, BRATSLAVSKY G. The surgical approach to multifocal renal cancers: hereditary syndromes, ipsilateral multifocality, and bilateral tumors. Urol Clin North Am, 2012, 39 (2) : 133-148.

[26] BRATSLAVSKY G, LIU JJ, JOHNSON AD. , et al. Salvage partial nephrectomy for hereditary renal cancer: feasibility and outcomes. J Urol, 2008, 179 (1) : 67-70.

[27] HSIEH JJ, PURDUE MP, SIGNORETTI S, et al. Renal cell carcinoma. Nat Rev Dis Primers, 2017, 9 (3) : 17009.

[28] SHUCH B, ZHANG J. Genetic predisposition to renal cell carcinoma: implications for counseling, testing, screening, and management. J Clin Oncol, 2018 Oct 29: JCO2018792523.

[29] CARLO MI1, HAKIMI AA2, STEWART GD, et al. Familial kidney cancer: implications of new

syndromes and molecular insights. Eur Urol, 2019 Dec, 76 (6) : 754-764.

[30] GROMOWSKI T, MASOJC B, SCOTT RJ, et al. Prevalence of the E318K and V320I MITF germ-line mutations in Polish cancer patients and multiorgan cancer risk-a population-based study. Cancer Genet, 2014, 207 (4) : 128-132.

3 预后影响因素及其评分

影响肾癌患者预后最主要的因素是病理分期。此外，组织学分级、患者的体力状态评分、症状、肿瘤中是否有组织坏死、一些生化指标异常和变化等因素也与肾癌预后有关。目前采用肿瘤综合预后评估模型进行评估，肿瘤综合预后评估模型由患者的肿瘤病理组织学和临床特征、实验室检测数据等多因素构成，在肾癌发展的相应阶段采用相应模型进行评估，有利于判断患者预后，是肾癌诊疗及随访过程中的强有力工具。

3.1 肾癌 UISS 预后分级系统[1, 2]

UISS 危险分级 a, b	TNM 分期 c	Fuhrman 分级 d	ECOG 评分
低危	I	1~2	0
中危	I	1~2	≥ 1
	I	3~4	任何
	II	任何	任何
	III	1	0
	III	1	≥ 1
高危	III	2~4	≥ 1
	IV	任何	任何

【注释】

a. UISS 为加利福尼亚大学洛杉矶分校制定的肾癌预后分级系统（University of California, Los Angeles Integrated Staging System）。

b. 适用于接受根治性手术/肾部分切除术的早、中期肾癌患者术后预后评估。

c. 解剖学危险因素，如肿瘤大小、静脉是否累及、肾包膜有无侵犯、肾上腺是否受累、淋巴结及远处转移均已纳入 TNM 分期。

d. 该分级系统中的 Fuhrman 分级系统在透明细胞肾细胞癌中被证实。

3.2 纪念斯隆凯特琳癌症中心（MSKCC）晚期肾癌预后模型[3]

预后因素 a	预后分层
乳酸脱氢酶 > 正常值上限 1.5 倍	低危：0 项不良预后因素
血红蛋白 < 正常值下限	中危：1~2 项不良预后因素
血清校正钙 b > 正常值上限	高危：≥ 3 项不良预后因素
确诊原发肾癌至系统治疗的间隔时间 <1 年	
Karnofsky 行为状态评分 <80%	

【注释】

a. 该模型来源于晚期肾癌细胞因子治疗时代数据。

b. 血清校正钙的计算公式：校正钙（mmol/L）= 总血钙［测量值（mmol/L）］+ 0.02 ×（47- 血中白蛋白浓度（g/dl）］。

3.3 国际转移性肾癌数据库联盟（IMDC）晚期肾癌预后模型[4, 5]

预后因素 a	预后分层
确诊原发肾癌至系统治疗的间隔时间 <1 年	低危：0 项不良预后因素
Karnofsky 行为状态评分 <80%	中危：1~2 项不良预后因素
血红蛋白 < 正常值下限	高危：≥ 3 项不良预后因素
血清钙 > 正常值上限	
中性粒细胞计数绝对值 > 正常值上限	
血小板计数绝对值 > 正常值上限	

【注释】

a. 该模型来源于晚期肾癌靶向治疗时代数据。

参考文献

［1］ ZISMAN A, PANTUCK AJ, DOREY F, et al. Improved prognostication of renal cell carcinoma using an integrated staging system. J Clin Oncol, 2001, 19 (6) : 1649-1657.

［2］ PATARD JJ, KIM HL, LAM JS, et al. Use of the University of California Los Angeles integrated staging system to predict survival in renal cell carcinoma: an international multicenter study. J Clin Oncol, 2004, 22: 3316-3322.

［3］ MOTZER RJ, MAZUMDAR M, BACIK J, et al. Survival and prognostic stratification of 670 patients with advanced renal cell carcinoma. J Clin Oncol, 1999, 17: 2530-2540.

［4］ HENG DY, XIE W, REGAN MM, et al. Prognostic factors for overall survival in patients with metastatic renal cell carcinoma treated with vascular endothelial growth factor-targeted agents: results from a large, multicenter study. J Clin Oncol, 2009, 27 (34) : 5794-5799.

［5］ KO JJ, XIE W, KROEGER N, et al. The International Metastatic Renal Cell Carcinoma Database Consortium model as a prognostic tool in patients with metastatic renal cell carcinoma previously treated with first-line targeted therapy: a population-based study. Lancet Oncol, 2015, 16: 293-300.

4 外科治疗

局限性肾癌是指肿瘤局限于肾脏被膜内，包括临床分期为 T1 和 T2 的肿瘤。随着影像学技术广泛应用及健康体检的普及，局限性肾癌在肾癌患者中所占比例已经超过 50%。而局部进展性肾癌是指肿瘤突破肾脏被膜累及肾周脂肪或肾窦脂肪，但仍局限于肾周筋膜内，或肿瘤累及肾静脉或下腔静脉的情况。虽然目前肾癌分子生物学方面取得了巨大进展，但是对于局限性和局部进展性肾癌患者而言，外科手术仍然是首选的、可能使肾癌患者获得治愈的治疗方式。而转移性肾癌无法经单纯外科手术治愈，但作为多学科综合治疗的一部分，仍具有重要作用。

4.1 局限性肾癌的外科处理原则

患者状态	分期	Ⅰ级推荐	Ⅱ级推荐	Ⅲ级推荐
耐受手术	T1a	保留肾单位手术（2A类）[a] 不推荐区域淋巴结清扫术（1A类）	肾根治性切除术（2A类）[b]	—
	T1b/T2	根治性肾切除术（2A类） 不推荐区域淋巴结清扫术（1A类）[c]	保留肾单位手术（2A类）[d]	—
不耐受手术	T1a 且位于肾周边	—	密切观察（2A类）[e] 消融治疗（2A类）[f]	局部栓塞 [g] 立体定向放疗
	T1b/T2	—	—	消融治疗（2B类） 局部栓塞 立体定向放疗

【注释】

a. 手术可采用开放式手术、腹腔镜手术或机器人手术系统实施手术。手术可经腹腔或经后腹腔入路进行，尚无证据显示某种手术方式在肿瘤控制方面存在显著差异[1-6]。手术中需要切除的肿瘤周围正常肾实质的厚度并非一个关键性问题，只要保证最终手术标本切缘阴性。文献报道3%~8%的保留肾单位手术会出现术后病理切缘阳性，但只有那些具有不良病理特征（核分级Ⅲ~Ⅳ级）的患者的术后复发风险增高，因此切缘阳性患者采取补救性根治性肾切除应谨慎选择。

   1）多数回顾性文献证实接受保留肾单位手术患者的术后慢性肾病（CKD）发生率低于根治性切除术者，但迄今惟一的一项随机对照临床研究结果显示，保留肾单位手术治疗肾癌，与根治性肾切除相比，在生存上并没有获益[7-9]。

   2）遗传性肾癌的手术原则，需要根据其生物学行为进行分级管理，对于VHL、BHD、HPRC，病灶不超过3cm，可以密切观察；如超过3cm，可考虑肿瘤切除术。

b. 以下情况不适宜行保留肾单位手术：残存肾实质体积不足以维持器官功能；肿瘤所处部位不佳，如和肾血管毗邻等；影像学显示肿瘤与正常肾组织界限不清晰或包膜不完整等；使用抗凝药物。另外，对于腹腔镜下完成保留肾单位手术有困难的患者，应该首先考虑开放式保留肾单位手术。

c. 当前尚无证据表明淋巴结清扫能够使患者获益，故不推荐对局限性肾癌患者行区域或扩大淋巴结清扫[10]。

d. 可耐受手术且存在以下情况时，手术方式应尽量考虑保留肾单位手术：肾功能不全、孤立肾、双侧肾癌。

e. 预期寿命短、高龄（>75 岁）、KPS 评分差、合并基础疾病较多的肾脏小肿瘤患者，密切观察随访也是一个合理的选择[11-15]。

f. 消融治疗包括射频消融（RFA）、冷冻消融、高强度聚焦超声（HIFU），可以用于不适合手术的小肾癌患者，应严格按适应证慎重选择。

g. 不耐受手术但存在严重血尿或腰部疼痛临床症状明显的患者，可考虑行局部栓塞以缓解症状[16, 17]。

4.2　局部进展期肾癌的外科处理原则

患者状态	分期	Ⅰ级推荐	Ⅱ级推荐	Ⅲ级推荐
耐受手术	T3aNx	肾根治性切除术（2A 类）[a]	—	—
	T3b/T3cNx	—	肾根治性切除术 + 下腔静脉瘤栓术（2B 类）[a, b]	—
	T4Nx	—	肾根治性切除术（2B 类）[a, b, c]	—
不耐受手术	T3-4Nx	临床试验 系统性药物治疗（1A 类）	—	局部消融（2B 类） 局部栓塞[d]

【注释】

a. 对于可疑存在区域淋巴结转移的患者（术前影像学提示或术中探查发现），可考虑行区域淋巴结清扫。回顾性研究表明，对于具有不良预后因素（cN+、肉瘤样分化、大肿瘤）的患者行扩大淋巴清扫可以延长肿瘤特异性生存[10, 18, 19]。

b. 肾癌患者中，4%~10% 可能合并腔静脉瘤栓，其中 55%~70% 能够通过根治性肾切除联合腔静脉瘤栓切除。推荐术前进行 MRI 检查（或增强 CT）明确瘤栓累及范围，以利于制订治疗方案。肾癌合并下腔静脉瘤栓，由于手术复杂，围术期并发症发生率及病死率较高，应该由经验丰富的多学科团队联合手术[20-23]。

c. 累及同侧肾上腺，需行相应切除术[24-25]。

d. 不耐受手术但严重血尿或腰部疼痛临床症状明显的患者，可考虑行局部栓塞以缓解症状[16, 17]。

外科治疗

4.3 初诊为转移性肾癌的处理原则

患者分层	I 级推荐	II 级推荐	III 级推荐
耐受手术 [a]	系统性药物治疗（1A 类）[b] 减瘤性肾切除术 + 术后系统性药物治疗（2A 类）[c, d]	系统性药物治疗后行减瘤性肾切除（2A 类）[e]	
不耐受手术 [a]	系统性药物治疗（1A 类）[b]		

【注释】

a. 对于同时转移的晚期肾癌，建议多学科讨论后，筛选可手术人群。

b. 基于舒尼替尼单药与联合减瘤性肾切除术比较治疗晚期肾癌的随机对照 3 期临床研究（CARMENA 研究）显示，晚期肾癌单药舒尼替尼治疗获得的中位生存时间为 18.4 个月，非劣效于减瘤术联合舒尼替尼治疗组（13.9 个月）[26]。

c. 既往回顾性研究显示减瘤术肾切除术后接受靶向治疗较单纯靶向治疗具有生存获益[27]。结合 CARMENA 研究，晚期肾癌即刻减瘤术宜选择人群：一般情况良好，MSKCC 预后或 IMDC 预后为中危患者，原发病灶可完全切除患者。一般情况差、MSKCC 或 IMDC 预后为高危，瘤负

荷大和 / 或伴肉瘤样分化，不建议接受即刻减瘤性肾切除术[26]。

d. 对于同时性寡转移的晚期肾癌，可考虑同时或分期行寡转移灶的手术切除、立体定向放疗、消融等局部治疗。寡转移是指转移灶数目有限且能通过手术等局部治疗手段达到完整切除。

e. 一项转移性肾癌接受即刻与延迟减瘤性肾切除的随机对照 3 期临床研究（SURTIME）结果显示，延迟减瘤性肾切除术较即刻减瘤性肾切除可能获得更高的总生存期[28]。

4.4 肾癌术后转移的处理原则

患者状态	转移灶类型	Ⅰ 级推荐	Ⅱ 级推荐	Ⅲ 级推荐
耐受手术 a	寡转移灶 / 局部复发 b	手术切除（2A 类） 系统性药物治疗（1A 类）	局部消融（2A 类） 立体定向放疗（2B 类）	—
	伴多发转移灶	系统性药物治疗（1A 类）c	—	—
不耐受手术	寡转移灶	系统性药物治疗（1A 类）	局部消融（2A 类） 立体定向放疗（2B 类）	—
	伴多发转移灶	系统性药物治疗（1A 类）c	—	—

【注释】

a. 建议经多学科讨论后，筛选可手术人群。宜选择人群：一般情况良好，MSKCC 预后或 IMDC 预后为低中危患者，病理为透明细胞癌，原发灶手术至出现远处转移时间 2 年以上，转移灶可完全手术切除[29-30]。

b. 对于寡转移或局部复发的晚期肾癌，可考虑同时或分期行寡转移灶的手术切除、立体定向放疗、消融等局部治疗。寡转移是指转移灶数目有限且能通过手术等局部治疗手段达到根治性切除。

c. 肾癌术后转移接受全身靶向药物期间，针对骨转移等选择性病变联合局部立体定向放疗，有助于局部控制等获益[31]。

4.4.1 肾癌合并骨转移

肾癌骨转移部位多见于脊柱、骨盆和四肢近端骨骼，主要症状为病变部位进行性疼痛加重；在 X 线片主要表现为溶骨性骨质破坏，因此转移部位容易发生病理性骨折，甚至压迫脊髓引起截瘫。此类患者应采用以靶向药物为主，手术、放疗、骨靶向药物（特指二磷酸盐及 RANKL 抑制剂）等相结合的综合治疗[32, 33]。

对孤立或承重骨转移灶，可考虑手术方法切除；承重骨转移伴有骨折风险的患者可采用预防性内固定术等方法以避免骨相关事件的发生。对于已出现病理性骨折或脊髓的压迫症状，符合下列

外科治疗

41

3 个条件的患者推荐首选手术治疗：①预计患者存活期 >3 个月；②体能状态良好；③术后能改善患者的生活质量，为进一步全身治疗和护理创造条件。经皮椎体成形术可用于治疗脊柱溶骨性破坏和椎体病理性塌陷，可提高转移部位硬度和受力压强，缓解局部疼痛，但要严格掌握适应证，否则会出现骨水泥压迫脊髓及骨水泥进入血管的并发症。

局部姑息性低剂量放射治疗对减轻骨转移疼痛有一定作用，但不能降低骨折的风险。

4.4.2 肾癌合并脑转移

对体能状态良好、单纯脑转移（≤ 3 个，最大直径 ≤ 3cm）首选立体定向放疗（γ 刀、X 刀、三维适形放疗、调强适形放疗）或脑外科手术联合放疗；对多发脑转移（脑转移灶 >3 个，最大直径 >3cm），全脑放疗意义有限。局部处理后，需根据患者的耐受力，进行全身抗肿瘤药物治疗。有文献报道，小分子药物能够通过血脑屏障，可能具有一定的疗效。

4.4.3 肾癌肝转移

肾癌患者出现肝转移，应首先考虑全身性抗肿瘤治疗，如全身治疗无效，可考虑联合肝脏转移灶的局部治疗，如肝动脉栓塞灌注化疗等，这些治疗可作为综合治疗的一部分，加强肝转移灶的局部控制，单独使用治疗意义不大。

参考文献

［1］ HEMAL AK, KUMAR A. A prospective comparison of laparoscopic and robotic radical nephrectomy for T1-2N0M0 renal cell carcinoma. World J Urol, 2009, 27 (1) : 89-94.

［2］ HEMAL AK, KUMAR A, KUMAR R, et al. Laparoscopic versus open radical nephrectomy for large renal tumors: a long-term prospective comparison. J Urol, 2007, 177 (3) : 862-866.

［3］ GILL IS, KAVOUSSI LR, LANE BR, et al. Comparison of 1, 800 laparoscopic and open partial nephrectomies for single renal tumors. J Urol, 2007, 178 (1) : 41-46.

［4］ LANE BR, GILL IS. 7-year oncological outcomes after laparoscopic and open partial nephrectomy. J Urol, 2010, 183 (2) : 473-479.

［5］ GONG EM, ORVIETO MA, ZORN KC, et al. Comparison of laparoscopic and open partial nephrectomy in clinical T1a renal tumors. J Endourol, 2008, 22 (5) : 953-957.

［6］ MARSZALEK M, MEIXL H, POLAJNAR M, et al. Laparoscopic and open partial nephrectomy: a matched-pair comparison of 200 patients. Eur Urol, 2009, 55 (5) : 1171-1178.

［7］ HUANG WC, LEVEY AS, SERIO AM, et al. Chronic kidney disease after nephrectomy in patients with renal cortical tumours: a retrospective cohort study. Lancet Oncol, Sep 2006, 7 (9) : 735-740.

外科治疗

［8］ GO AS, CHERTOW GM, FAN D, et al. Chronic kidney disease and the risks of death, cardiovascular events, and hospitalization. N Engl J Med, 2004 Sep 23, 351 (13) : 1296-1305.

［9］ VAN POPPEL H, DA POZZO L, ALBRECHT W, et al. A prospective, randomised EORTC intergroup phase 3 study comparing the oncologic outcome of elective nephron-sparing surgery and radical nephrectomy for low-stage renal cell carcinoma. Eur Urol, Apr 2011, 59 (4) : 543-552.

［10］ BLOM JH, VAN POPPEL H, MARECHAL JM, et al. Radical nephrectomy with and without lymph-node dissection: final results of European Organization for Research and Treatment of Cancer (EORTC) randomized phase 3 trial 30881. Eur Urol, 2009 Jan, 55 (1) : 28-34.

［11］ SUN M, BIANCHI M, TRINH QD, et al. Comparison of partial vs radical nephrectomy with regard to other-cause mortality in T1 renal cell carcinoma among patients aged >/=75 years with multiple comorbidities. BJU Int, 2013, 111 (1) : 67-73.

［12］ JEWETT MA, MATTAR K, BASIUK J, et al. Active surveillance of small renal masses: progression patterns of early stage kidney cancer. Eur Urol, 2011, 60 (1) : 39-44.

［13］ SMALDONE MC, KUTIKOV A, EGLESTON BL, et al. Small renal masses progressing to metastases under active surveillance: a systematic review and pooled analysis. Cancer, 2012, 118 (4) : 997-1006.

［14］ CRISPEN PL, VITERBO R, BOORJIAN SA, et al. Natural history, growth kinetics, and outcomes of untreated clinically localized renal tumors under active surveillance. Cancer, 2009, 115 (13) :

外科治疗

2844-2852.

[15] ROSALES JC, HARAMIS G, MORENO J, et al. Active surveillance for renal cortical neoplasms. J Urol, 2010, 183 (5) : 1698-1702.

[16] MAXWELL NJ, SALEEM AMER N, ROGERS E, et al. Renal artery embolisation in the palliative treatment of renal carcinoma. Br J Radiol, 2007, 80 (950) : 96-102.

[17] LAMB GW, BROMWICH EJ, VASEY P, et al. Management of renal masses in patients medically unsuitable for nephrectomy-natural history, complications, and outcome. Urology, 2004, 64 (5) : 909-913.

[18] KWON T, SONG C, HONG JH, et al. Reassessment of renal cell carcinoma lymph node staging: analysis of patterns of progression. Urology, 2011 Feb, 77 (2) : 373-378.

[19] CAPITANIO U, SUARDI N, MATLOOB R, et al. Extent of lymph node dissection at nephrectomy affects cancer-specific survival and metastatic progression in specific sub-categories of patients with renal cell carcinoma (RCC) . BJU Int, 2014 Aug, 114 (2) : 210-215.

[20] BLUTE ML, LEIBOVICH BC, LOHSE CM, et al. The Mayo Clinic experience with surgical management, complications and outcome for patients with renal cell carcinoma and venous tumour thrombus. BJU Int, 2004, 94 (1) : 33-41.

[21] HAFERKAMP A, BASTIAN PJ, JAKOBI H. , et al. Renal cell carcinoma with tumor thrombus extension into the vena cava: prospective long-term followup. J Urol, 2007, 177 (5) : 1703-1708.

外科治疗

[22] KIRKALI Z, VAN POPPEL H. A critical analysis of surgery for kidney cancer with vena cava inva-sion. Eur Urol, 2007, 52 (3) : 658-662.

[23] WANG B, HUANG Q, LIU K, et al. Robot-assisted level Ⅲ-Ⅳ inferior vena cava thrombectomy: ini-tial series with step-by-step procedures and 1-yr outcomes. Eur Urol, 2019 May 15. pii: S0302-2838 (19) 30330-6.

[24] BEKEMA HJ, MACLENNAN S, IMAMURA M, et al. Systematic review of adrenalectomy and lymph node dissection in locally advanced renal cell carcinoma. Eur Urol, 2013, 64 (5) : 799-810.

[25] LANE BR1, TIONG HY, CAMPBELL SC, et al. Management of the adrenal gland during partial nephrectomy. J Urol, 2009, 181 (6) : 2430-2436.

[26] MÉJEAN A, RAVAUD A, THEZENAS S, et al. Sunitinib alone or after nephrectomy in metastatic renal-cell carcinoma. N Engl J Med, 2018, 379 (5) : 417-427.

[27] HANNA N, SUN M, MEYER CP, et al. Survival analyses of patients with metastatic renal cancer treated with targeted therapy with or without cytoreductive nephrectomy: A national cancer data base study. J Clin Oncol, 2016 Sep 20, 34 (27) : 3267-3275.

[28] BEX A, MULDERS P, JEWETT M, et al. Comparison of immediate vs deferred cytoreductive nephrectomy in patients with synchronous metastatic renal cell carcinoma receiving sunitinib: The SURTIME Randomized Clinical Trial. JAMA Oncol, 2019 Feb 1, 5 (2) : 164-170.

[29] DABESTANI S, MARCONI L, HOFMANN F, et al. Local treatments for metastases of renal cell

外科治疗

carcinoma: a systematic review. Lancet Oncol, 2014, 15 (12) : e549-e561.

[30] KAVOLIUS JP, MASTORAKOS DP, PAVLOVICH C, et al. Resection of metastatic renal cell carci-
noma. J Clin Oncol, 1998, 16 (6) : 2261-2266.

[31] HE L, LIU Y, HAN H, et al. Survival outcomes after adding stereotactic body radiotherapy
to metastatic renal cell carcinoma patients treated with tyrosine kinase inhibitors. Am J Clin
Oncol, 2020, 43 (1) : 58-63.

[32] 恶性肿瘤骨转移及骨相关疾病临床诊疗专家组 . 肾癌骨转移临床诊疗专家共识 (2008 版) . 中
华肿瘤杂志 , 2010, 32 (04) : 317-319.

[33] GRÜNWALD V, EBERHARDT B, BEX A, et al. An interdisciplinary consensus on the management
of bone metastases from renal cell carcinoma. Nat Rev Urol, 2018, 15 (8) : 511-521.

外科治疗

5 内科治疗

5.1 肾癌术后辅助内科治疗

危险分层 [a]	I 级推荐	II 级推荐	III 级推荐
低 / 中危	观察（1 类）	—	—
高危	临床研究 [b] 密切观察（2A 类）		—

【注释】

a. 此危险分层基于 UISS 分级系统，详见 3.1 肾癌 UISS 预后分级系统。

b. 随机对照临床研究结果显示术后辅助细胞因子治疗、放疗和化疗均不能降低患者复发率和转移率。自 2006 年以来，先后开展了 ASSURE 研究（舒尼替尼 vs. 索拉非尼 vs. 安慰剂）、PROTECT 研究（培唑帕尼 vs. 安慰剂）、ATLAS 研究（阿昔替尼 vs. 安慰剂）等大型 III 期前瞻性临床研究，结果均未发现靶向治疗可以改善无疾病进展时间和总生存时间 [1-3]。尽管舒尼替尼用于高危肾癌术后辅助治疗的 S-TRAC 研究显示舒尼替尼组的无复发生存时间（DFS）较安慰剂具有显著性差异（6.8 年 vs. 5.6 年，P=0.03），美国食品药品管理局（FDA）基于该项临床研究批准舒尼替尼作为高危肾癌术后的辅助治疗，但根据研究者的评估结果未获得统计学差异，且总生存未见改善 [4, 5]。综合以上结果，将密切观察作为高危患者根治术的 I 级推荐。

5.2 转移性肾癌的内科治疗

转移性肾癌根据 MSKCC 或 IMDC 预后模型分为低危、中危、高危，相应人群具有不同的生物学特点，越来越多的证据显示，需要进行分层治疗，低危人群更适合靶向治疗，而中高危人群治疗难度大，需要联合免疫治疗。

5.2.1 转移性或不可切除性透明细胞型肾细胞癌的一线治疗策略（低危）

Ⅰ级推荐	Ⅱ级推荐	Ⅲ级推荐
舒尼替尼（1A 类）	密切监测（2B 类）[a]	帕博利珠单抗（2B 类）[b]
培唑帕尼（1A 类）	阿昔替尼（2A 类）	Avelumab+ 阿昔替尼（2A 类）[b]
索拉非尼（2A 类）	卡博替尼（2B 类）[b]	贝伐珠单抗 +IFNα–2b（1A 类）[b]
	帕博利珠单抗 + 阿昔替尼（1A 类）[b]	

【注释】

a. 肾透明细胞癌术后出现转移，对于转移灶瘤负荷较低且无症状的患者，可考虑每 2~3 个月进行密切复查监测（建议肝转移及脑转移除外）[6]。

b. 贝伐珠单抗、纳武利尤单抗、帕博利珠单抗国内已上市，但未批准用于晚期肾癌的治疗；卡博替尼、avelumab 尚未于国内上市批准用于晚期肾癌的治疗。

5.2.2 转移性或不可切除性透明细胞型肾细胞癌的一线治疗策略（中危）

Ⅰ级推荐	Ⅱ级推荐	Ⅲ级推荐
舒尼替尼（1A 类）	阿昔替尼（2A 类）	安罗替尼[a]
培唑帕尼（1A 类）	帕博利珠单抗（2B 类）	
卡博替尼（2A 类）[a]	贝伐珠单抗 +IFNα–2b（1A 类）	
索拉非尼（2A 类）	avelumab+ 阿昔替尼（1A 类）	
帕博利珠单抗 + 阿昔替尼（1A 类）		
纳武利尤单抗 + 伊匹木单抗（1A 类）[a]		

【注释】

a. 伊匹木单抗、卡博替尼尚未于国内上市批准用于晚期肾癌的治疗，安罗替尼在国内尚未批准晚期肾癌治疗的适应证。

5.2.3 转移性或不可切除性透明细胞型肾细胞癌的一线治疗策略（高危）

Ⅰ级推荐	Ⅱ级推荐	Ⅲ级推荐
帕博利珠单抗 + 阿昔替尼（1A 类）	阿昔替尼（2A 类）	安罗替尼
纳武利尤单抗 + 伊匹木单抗（1A 类）	帕博利珠单抗（2B 类）	
卡博替尼（2A 类）	贝伐珠单抗 +IFNα-2b（1A 类）	
舒尼替尼（1A 类）	avelumab+ 阿昔替尼（1A 类）	
培唑帕尼（1A 类）	替西罗莫司（1A 类）[a]	
索拉非尼（2A 类）		

【注释】

a. 替西罗莫斯尚未于国内上市批准用于晚期肾癌的治疗。

转移性肾透明细胞癌的一线治疗策略解析：

转移性肾癌的内科治疗取得了快速发展，美国 FDA 已批准了 13 种药物，这些药物从作用机制方面主要分为抗 VEGF/VEGFR 途径（代表药物：索拉非尼、舒尼替尼、培唑帕尼、阿昔替尼、贝伐珠单抗、卡博替尼、仑伐替尼）、抑制 mTOR 途径（代表药物：依维莫司和替西罗莫司）和免疫检查点抑制剂（代表药物：纳武利尤单抗、纳武利尤单抗联合伊匹木单抗、帕博利珠单抗联合阿昔替尼、avelumab 联合阿昔替尼）。目前，我国国家药品监督管理局已经批准索拉非尼、舒尼替尼、培唑帕尼、依维莫司和阿昔替尼用于转移性肾癌的治疗。

（1）靶向治疗

1）舒尼替尼

舒尼替尼（sunitinib）用于晚期肾癌一线治疗的数据主要基于一项舒尼替尼与干扰素对照用于晚期肾癌的随机对照Ⅲ期临床研究，证实舒尼替尼客观缓解率为 31%，较干扰素显著延长无疾病进展时间，达到 11.0 个月，中位总生存（OS）为 26.4 个月[7, 8]。这项研究开展的基于 IMDC 分层亚组分析显示低危、中危、高危的 PFS 时间分别为 14.1、10.7、2.4 个月，客观有效率分别为 53%、33.7% 及 11.8%。2020 年美国 ASCO-GU 公布的纳武利尤单抗联合伊匹木单抗与舒尼替尼对照用于晚期肾癌一线治疗的 Checkmate214 研究，42 个月随访结果显示舒尼替尼治疗组 IMDC 预后为低危人群中位 PFS 时间为 27.7 个月，中高危人群的中位 PFS 时间为 8.3 个月[9]。

舒尼替尼一线治疗中国转移性肾细胞癌患者的多中心Ⅳ期临床研究结果显示客观有效率为 31.1%，中位 PFS 为 14.2 个月，中位 OS 为 30.7 个月[10]。

［推荐用法］舒尼替尼　50mg q.d. 口服连续 4 周给药，休息 2 周，每 6 周为一个疗程

舒尼替尼　50mg q.d. 口服连续 2 周给药，休息 1 周，每 3 周为一个疗程

2）培唑帕尼

培唑帕尼（pazopanib）治疗转移性肾癌的临床数据来源于其国际多中心Ⅲ期临床研究，结果显示培唑帕尼的中位 PFS 为 11.1 个月，客观缓解率为 30%，亚组分析显示 MSKCC 预后低危及中危组获益显著[11]。另外一项培唑帕尼与舒尼替尼对照用于转移性肾癌一线治疗的国际多中心Ⅲ期临床研究（COMPARZ 研究），结果显示培唑帕尼与舒尼替尼的中位 PFS 分别为 8.4 个月与 9.5 个月，统计学达到非劣效，次要研究终点方面：ORR 分别为 31% 与 25%，中位 OS 分别为 28.4 个月与 29.3 个月，生活质量评分培唑帕尼优于舒尼替尼[12]。COMPARZ 研究中共入组 209 例中国患者，培唑帕尼组 PFS 和舒尼替尼组相似（8.3 个月 vs.8.3 个月），研究者评估的中位 PFS 为 13.9 个月与 14.3 个月，OS 无显著性差别（未达到 vs. 29.5 个月）[13]。

一项西班牙开展的晚期肾癌一线接受培唑帕尼治疗的回顾性研究（SPAZO 研究）进行了基于 IMDC 分层分析，低危、中危以及高危人群的客观有效率分别为 44%、30%、17.3%，中位无进展生存时间分别为 32 个月、11 个月和 4 个月，2 年总生存率分别为 81.6%、48.7% 和 18.8%[14]。

［推荐用法］培唑帕尼 800mg q.d. 口服

3）索拉非尼

一项将索拉非尼（sorafenib）作为对照用于转移性肾癌一线治疗的国际多中心Ⅲ期临床试验（TIVO-1 研究）显示，索拉非尼一线治疗晚期肾癌的客观有效率为 24%，中位 PFS 时间为 9.1 个月，

基于 MSKCC 分层低危、中危、高危人群的中位 PFS 分别为 10.8 个月、7.4 个月以及 10.9 个月，中位总生存时间为 29.3 个月[15]。另外一项将索拉非尼作为对照用于转移性肾癌一线治疗的Ⅲ期临床试验显示，索拉非尼一线治疗的客观有效率为 15%，中位 PFS 时间为 6.5 个月[16]。

国内索拉非尼的注册临床研究为一项来自研究者发起的多中心临床研究（IIT 研究），共纳入 62 例患者，结果显示客观有效率为 19.4%，疾病控制率为 77.4%，中位 PFS 为 9.6 个月[17]。国内一项多中心回顾性研究对 845 例晚期肾癌患者一线索拉非尼或舒尼替尼治疗后的生存和预后因素分析，结果显示索拉非尼组的中位 PFS 时间为 11.1 个月，中位 OS 时间为 24 个月[18]。

［推荐用法］索拉非尼 400mg b.i.d.，口服

4）阿昔替尼

阿昔替尼（axitinib）与索拉非尼对照用于晚期肾癌一线治疗的Ⅲ期临床研究结果显示，阿昔替尼一线治疗的中位 PFS 为 10.1 个月，与索拉非尼对照组比较未达到研究设定的统计学差异，其他疗效方面：客观有效率分别为 32%，中位总生存时间为 21.7 个月[16, 19]。而以中国患者为主的亚洲人群的亚组分析显示，中位 PFS 时间为 10.1 个月，客观有效率为 35.4%，中位生存时间为 31.5 个月[20]。

［推荐用法］阿昔替尼 5mg b.i.d.，口服，2 周后如能耐受，可进行剂量增量，7mg b.i.d.，最大剂量可为 10mg b.i.d.

5）卡博替尼

卡博替尼一项Ⅱ期多中心随机研究（CABOSUN）比较了卡博替尼和舒尼替尼一线治疗中危或高危肾透明细胞癌患者的疗效。结果显示卡博替尼组 PFS 显著优于舒尼替尼治疗组，卡博替尼组获

得的中位 PFS 为 8.2 个月，IMDC 中危与高危人群的中位 PFS 分别为 8.3 个月与 6.1 个月，全组的客观有效率为 46%，中位总生存为 30.3 个月[21]。

［推荐用法］卡博替尼 60mg q.d.

6）贝伐珠单抗 +IFN-α

贝伐珠单抗与 IFN-α 联合用于转移性肾癌的一线治疗，其主要的 Ⅲ 期临床数据来自国外的 AVOREN 研究以及 CALGB90206 研究，均证实了其临床疗效。AVOREN 研究结果显示贝伐珠单抗联合干扰素 -α 一线治疗获得的中位 PFS 为 10.2 个月、客观有效率为 30.6%，中位 OS 达到 23.3 个月，均优于单纯干扰素对照组[22]。另一项大宗临床试验 CALGB 90206 研究也获得了类似的结果[23]。国内贝伐珠单抗的适应证是用于转移性结直肠癌与非小细胞肺癌的治疗，尚缺乏治疗转移性肾癌的相关临床数据。

［推荐用法］贝伐珠单抗 10mg/kg，q2w，干扰素 -α 9MIU，tiw。

7）替西罗莫司

替西罗莫司一线治疗转移性肾癌的 Ⅲ 期临床数据来自国际多中心随机对照 Ⅲ 期临床研究（ARCC 研究），入组患者均为预后评分为高危的患者，结果显示替西罗莫司单药治疗的中位 OS 为 10.9 个月，中位 PFS 为 5.5 个月，明显优于 IFN-α 治疗组[24]。一项替西罗莫司治疗亚洲人群非随机单臂开放性 Ⅱ 期临床研究，入组了中国、日本及韩国 82 例转移性肾癌患者，结果显示临床获益率为 48%，客观有效率为 11%，中位 PFS 时间为 7.3 个月[25]。

［推荐用法］替西罗莫司 25mg，静脉输注，qw

8）安罗替尼

一项安罗替尼（anlotinib）与舒尼替尼对照用于晚期肾癌一线治疗的 II 期临床研究，其中 91% 入组患者 MSKCC 预后为中高危，结果显示，安罗替尼组和舒尼替尼组的中位 PFS 为 17.5 个月 vs.16.6 个月（HR=0.89，P>0.5）。延长随访时间，两组的中位 OS 分别为 30.9 个月和 30.5 个月（P>0.5），ORR 分别为 30.3% 和 27.9%[26]。

［推荐用法］安罗替尼 12mg q.d.，连续服药 2 周，停药 1 周，即 3 周为一个疗程

（2）免疫与靶向联合治疗

1）纳武利尤单抗联合伊匹木单抗

一项纳武利尤单抗联合伊匹木单抗与舒尼替尼对照用于晚期肾癌的随机对照 III 期临床研究（Checkmate214），主要研究人群为 IMDC 预后为中高危的患者，占全部人群 77%。结果显示主要研究人群中联合治疗组较舒尼替尼组显著改善了总生存、无进展生存时间以及客观有效率。2020 年美国 ASCO-GU 公布了 42 个月的随访数据，联合免疫治疗组与舒尼替尼治疗组中位总生存分别为 47 个月与 26.6 个月，客观有效率分别为 42% 和 27%，中位无进展生存时间分别为 12.0 个月与 8.3 个月；而研究纳入的低危人群联合免疫治疗组与舒尼替尼治疗组客观有效率分别为 29% 与 54%，中位无进展生存时间分别为 17.8 个月与 27.7 个月，总生存尚未达到[9, 27]。

［推荐用法］纳武利尤单抗 3mg/kg＋伊匹木单抗 1mg/kg q3w，共 4 次，其后纳武利尤单抗 3mg/kg q2w

2）帕博利珠单抗联合阿昔替尼

一项帕博利珠单抗联合阿昔替尼与舒尼替尼对照用于晚期肾癌一线治疗的随机对照 III 期临床研

究（Keynote 426 研究）对比了帕博利珠单抗 + 阿昔替尼和舒尼替尼一线治疗晚期肾透明细胞癌。结果显示，联合组的中位无进展生存期达到 15.1 个月，客观有效率达到 59.3%，1 年生存率达到 89.9%，均显著优于对照舒尼替尼治疗组[28]。2019 年 ASCO 会议报告了亚组分析结果，显示 IMDC 低危人群联合组与对照组的客观缓解率分别为 66.7% 与 49.6%，中位 PFS 为 17.7 个月与 12.7 个月，中位 OS 均未达到，3 个指标方面都未达到统计学显著性差异；而 IMDC 中高危人群中，客观缓解率分别为 55.8% 与 29.5%，中位 PFS 为 12.6 个月与 8.2 个月，中位 OS 均未达到，但 3 个疗效指标方面均见显著改善[29]。

［推荐用法］帕博利珠单抗 200mg q3w+ 阿昔替尼 5mg b.i.d.

3）avelumab 联合阿昔替尼

一项 avelumab 联合阿昔替尼与舒尼替尼对照用于晚期肾癌一线治疗的随机对照Ⅲ期临床研究（JAVELIN Renal 101），主要研究人群为 PD-L1 阳性患者，结果显示联合组的 PFS 较舒尼替尼组延长（13.8 个月 vs. 7.2 个月，$P<0.001$）；客观有效率分别为 55% 与 26%，生存数据尚未达到中位值[30]。

［推荐用法］avelumab 10mg/kg q2w+ 阿昔替尼 5mg b.i.d.

4）帕博利珠单抗

一项帕博利珠单抗用于晚期肾细胞癌一线治疗的单臂Ⅱ期临床研究（Keynote 427），其中透明细胞队列研究共入组 110 例，这些患者低、中、高危患者分别占 38%、47% 和 15%。结果显示，客观有效率达到 36.4%，疾病控制率为 59%，中位无进展生存时间为 7.1 个月，6 个月的生存率为 93%，中位疗效持续时间达 13.7 个月[31]。

［推荐用法］帕博利珠单抗 200mg q3w

5.2.4 转移性或不可切除性透明细胞型肾细胞癌的二线治疗策略 [a]

治疗分层	I 级推荐	II 级推荐	III 级推荐
TKI 失败	阿昔替尼（1A 类） 纳武利尤单抗（1A 类） 卡博替尼（1A 类） 仑伐替尼 + 依维莫司（2A 类） 依维莫司（1B 类）	舒尼替尼（2A 类） 培唑帕尼（2A 类） 索拉非尼（2A 类） 帕博利珠单抗（2B 类） 帕博利珠单抗 + 阿昔替尼（2B 类）	avelumab+ 阿昔替尼（2B 类） 纳武利尤单抗 + 伊匹木单抗（2B 类） 仑伐替尼 + 帕博利珠单抗（2B）
免疫联合治疗失败	临床研究	卡博替尼（2A 类） 舒尼替尼（2B 类） 培唑帕尼（2B 类） 仑伐替尼 + 依维莫司（2B 类） 仑伐替尼 + 帕博利珠单抗（2B）	索拉非尼 依维莫司

【注释】

a. CSCO 肾癌专家委员会一致推荐在任何情况首选参加临床研究。

转移性肾透明细胞癌的二线治疗策略解析：

（1）靶向治疗

1）阿昔替尼

阿昔替尼用于晚期肾癌一线治疗失败后的临床数据主要基于一项与索拉非尼比较治疗细胞因子或 TKI 制剂治疗后进展的转移性肾癌的随机对照多中心国际Ⅲ期临床试验（AXIS 研究），结果显示阿昔替尼治疗能显著延长中位 PFS，达 6.7 个月，客观有效率为 19%，中位 OS 分别为 20.1 个月。分层分析显示既往一线接受舒尼替尼治疗的患者，阿昔替尼治疗组较索拉非尼对照组显著延长了中位 PFS 时间，分别为 4.8 个月与 3.4 个月[32, 33]。一项亚洲转移性肾癌患者二线接受阿昔替尼治疗的注册临床研究，其中大部分为中国患者，其设计与 AXIS 研究类似，结果显示阿昔替尼中位 PFS 为 6.5 个月，客观有效率为 23.7%。亚组分析显示既往接受舒尼替尼治疗患者二线接受阿昔替尼的中位 PFS 时间为 4.7 个月[34]。

［推荐用法］阿昔替尼 5mg b.i.d.，口服，2 周后如能耐受，可进行剂量增量，7mg b.i.d.，最大剂量可为 10mg b.i.d.

2）卡博替尼

卡博替尼与依维莫司随机对照用于 TKI 制剂治疗失败后晚期肾癌治疗的Ⅲ期随机对照多中心研

究（METEOR 研究），共入组 628 例既往接受过一线或一线以上抗血管靶向治疗的晚期肾细胞癌患者。2015 年 9 月底公布的临床研究结果显示：与依维莫司对照，卡博替尼能显著改善 TKI 治疗失败后晚期肾癌的无进展生存，达到 7.4 个月，客观有效率 21%，并获得生存延长趋势[35]。2016 年 6 月公布了 METEOR 研究的最终结果，显示卡博替尼与依维莫司治疗组获得的中位 OS 分别为 21.4 个月与 16.5 个月，ORR 分别为 17% 和 3%，均具有统计学显著差异[36]。

［具体用法］卡博替尼 60mg，q.d.

3）仑伐替尼联合依维莫司

仑伐替尼（lenvatinib）为一新型酪氨酸激酶抑制剂，主要靶点为 VEGFR1-3、成纤维细胞生长因子受体 1-4（FGFR1-4）、PDGFR-α、RET 以及 KIT。一项仑伐替尼联合依维莫司治疗与单药仑伐替尼、单药依维莫司对照治疗既往抗 VEGF 治疗进展后转移性肾癌的 II 期临床研究，结果显示联合治疗组中位无进展生存时间达到 14.6 个月，中位总生存 25.5 个月，显著优于对照组，为晚期肾癌二线治疗提供了新的选择[37]。

［推荐用法］仑伐替尼 18mg q.d.，依维莫司 5mg q.d.

4）依维莫司

依维莫司用于转移性肾癌的临床数据主要来自于一项国际性多中心随机对照 III 期临床研究（RECORD-1），研究设计将依维莫司与安慰剂对照用于治疗先前接受靶向药物治疗失败的转移性肾癌，结果显示依维莫司较安慰剂对照组显著延长中位 PFS，达 4.9 个月，临床获益率为 64%，中位 OS 为 14.8 个月。其中一线使用索拉非尼或舒尼替尼治疗失败的患者，二线接受依维莫司治疗的中位 PFS 时间为 5.4 个月，疾病进展风险降低 69%[38]。一项国内患者接受依维莫司治疗的多中心注册临床研究（L2101 研究），证实了依维莫司作为 TKI 治疗失败后二线靶向治疗的疗效及安全性，疾病控制率 61%，中位 PFS 为 6.9 个月，临床获益率为 66%，1 年生存率为 56%，1 年无进展生存率为 36%[39]。

[推荐用法] 依维莫司 10mg，q.d.

5) 其他 TKI 类药物

两项前瞻性二线靶向治疗临床研究（INTORSECT 研究、AXIS 研究），对照组均为索拉非尼，其中 INTORSECT 研究入组患者均为舒尼替尼治疗失败的患者，二线索拉非尼的中位 PFS 时间分别为 3.9 个月，中位总生存 16.6 个月[40]。而 AXIS 研究中，二线索拉非尼治疗的中位 PFS 时间为 4.7 个月，中位 OS 为 19.2 个月，而其中既往舒尼替尼治疗失败患者获得的中位 PFS 时间为 3.4 个月。

舒尼替尼作为二线靶向治疗方面，SWITCH 研究结果显示索拉非尼进展后序贯舒尼替尼的中位 PFS 时间为 5.4 个月[41]。

一项 II 期临床研究显示，培唑帕尼治疗既往一线接受舒尼替尼或贝伐珠单抗治疗失败的转移性肾透明细胞癌患者，结果显示客观有效率为 27%，疾病稳定为 49%，中位 PFS 时间为 7.5 个月，24 个月的生存率为 43%[42]。另外一项回顾性研究显示，培唑帕尼二线治疗获得的客观有效率为 43%，中位 PFS 为 11 个月[43]。

（2）免疫治疗

1）纳武利尤单抗

一项纳武利尤单抗与依维莫司对照治疗既往抗血管治疗失败的晚期肾癌的一项Ⅲ期临床研究（CheckMate025研究），该临床研究共入组821例晚期肾癌患者，既往接受过一线或二线抗血管生成治疗，随机接受纳武利尤单抗或依维莫司治疗，主要研究终点为OS。2015年9月底公布了该临床研究的最终结果，显示两组的中位OS分别为25.0个月与19.6个月，纳武利尤单抗治疗显著改善了OS，而次要研究终点方面，ORR分别为25%与5%，中位PFS分别为4.6个月与4.4个月[44]。

［推荐用法］纳武利尤单抗3mg/kg，q2w

2）仑伐替尼联合帕博利珠单抗

2019年9月底欧洲肿瘤内科年会ESMO会议发布了一项仑伐替尼联合帕博利珠单抗用于晚期肾癌常规治疗失败后的Ⅱ期临床研究，共入组了33例患者，这些受试者既往接受过一线或二线治疗，其中58%的患者接受过纳武利尤单抗联合伊匹木单抗或PD-1单抗联合抗血管靶向药物的治疗，入组后接受仑伐替尼20mg q.d.+帕博利珠单抗200mg q3w治疗，结果显示客观有效率达到64%，中位无进展生存时间为11.3个月，疗效持续时间达到9.1个月。这显示仑伐替尼联合帕博利珠单抗用于晚期肾癌二线治疗具有显著的疗效，这为晚期肾癌的二线治疗提供了较好的选择[45]。

推荐用法：仑伐替尼20mg q.d.，帕博利珠单抗200mg q3w

5.2.5 转移性或不可切除性透明细胞型肾细胞癌的三线治疗策略 [a]

治疗分层	Ⅰ级推荐	Ⅱ级推荐	Ⅲ级推荐
既往一、二线均为TKI失败	临床研究	卡博替尼（2A类） 纳武利尤单抗（2A类） 帕博利珠单抗（2B类） 帕博利珠单抗+阿昔替尼（2B类） 仑伐替尼+帕博利珠单抗（2B）	既往未接受过的TKI制剂 依维莫司（2B类）
既往靶向与免疫治疗失败	临床研究	既往未接受过的TKI制剂（2B类）	依维莫司

【注释】

a. 对于晚期肾癌的三线治疗，尚缺乏针对三线治疗的循证医学证据，CSCO肾癌专家委员会一致推荐在任何情况首选参加临床研究。

转移性肾透明细胞癌的三线治疗策略解析：

（1）靶向治疗

卡博替尼与依维莫司对照用于治疗晚期肾癌的Ⅲ临床研究，同样纳入了既往接受过二线治疗的

人群，卡博替尼治疗组中这些三线人群比例为27%~29%，因此对于三线治疗患者，卡博替尼可以作为治疗选择[35，36]

既往多韦替尼开展了一项与索拉非尼对照用于转移性肾癌三线治疗的Ⅲ期临床试验（GOLD研究），入组患者一线舒尼替尼且二线接受依维莫司治疗后进展，结果显示索拉非尼三线治疗的中位PFS时间为3.6个月，中位总生存时间为11个月，这是目前惟一的一项评估多靶点受体酪氨酸激酶用于转移性肾癌的三线靶向治疗的Ⅲ期临床研究[46]。

对于低危或中危的患者，RECORD-1研究亚组分析既往接受了舒尼替尼及索拉非尼治疗的患者，三线依维莫司治疗获得的中位PFS为3.78个月，显著优于安慰剂对照[37-38]。

（2）免疫治疗

纳武利尤单抗与依维莫司对照用于晚期肾癌的CheckMate025研究中，治疗组中将纳武利尤单抗作为三线治疗患者的比例为28%，因此对于既往接受过一线、二线靶向治疗失败后的晚期肾癌患者，纳武利尤单抗可以作为治疗选择。

而随着免疫联合靶向治疗的开展，既往未接受过联合免疫治疗，都可将其作为尝试，特别是2019年9月底欧洲肿瘤内科年会ESMO会议发布的仑伐替尼联合帕博利珠单抗用于晚期肾癌常规治疗失败后的Ⅱ期临床研究，入组了三线治疗的患者，这也为三线治疗的使用提供了循证医学证据。

5.2.6 转移性或不可切除性非透明细胞型肾细胞癌的治疗策略 [a]

病理类型	I 级推荐	II 级推荐	III 级推荐
乳头状肾细胞癌等 [b]	临床研究	舒尼替尼（2A 类） 卡博替尼（2A 类） 依维莫司（2A 类） 帕博利珠单抗（2A 类） 替西罗莫司（高危为 1 类）	培唑帕尼 阿昔替尼 索拉非尼 贝伐珠单抗 + 依维莫司 帕博利珠单抗 + 阿昔替尼 贝伐珠单抗 + 厄洛替尼
集合管癌 / 髓样癌	临床研究	吉西他滨 + 顺铂（2B 类） 索拉非尼 + 吉西他滨 + 顺铂（2B 类）	帕博利珠单抗 + 阿昔替尼 舒尼替尼 培唑帕尼 索拉非尼 阿昔替尼

【注释】

a. CSCO 肾癌专家委员会一致推荐在任何情况首选参加临床研究。

b. 主要是指除外集合管癌 / 髓样癌外其他类型的非透明细胞癌，包括乳头状肾细胞癌、嫌色细胞癌、未分类肾细胞癌等。

转移性或不可切除性非透明细胞型肾细胞癌的治疗策略解析：

晚期非透明细胞癌患者由于样本量少，缺乏相应的大宗随机对照临床试验。目前治疗参考透明细胞癌，但疗效不如透明细胞癌。

（1）靶向治疗

依维莫司与舒尼替尼比较用于晚期非透明细胞癌一线靶向治疗的随机对照 II 期临床研究（ASPEN 研究），结果显示舒尼替尼治疗改善了患者无进展生存期，中位 PFS 为 8.3 个月，而依维莫司治疗组为 5.6 个月，中位总生存期分别为 31.5 个月与 13.2 个月，无统计学显著性差异[47]。

一项国际多中心回顾性研究分析了卡博替尼用于晚期非透明细胞癌的疗效，结果显示共 112 例接受了治疗，其中 59% 为乳头状肾细胞癌，15% 为 Xp11.2 易位性肾细胞癌，结果显示客观缓解率 27%，中位治疗失败时间为 6.7 个月，中位无进展生存期为 7.0 个月，中位总生存期为 12.0 个月[48]。

集合管癌是一特殊类型，主要以化疗为主，既往法国一项多中心临床研究显示吉西他滨联合顺铂可以取得 26% 的客观有效率，国内一项索拉非尼与吉西他滨、顺铂联合一线治疗晚期肾集合管的国内多中心 II 期临床研究，初步结果显示客观有效率为 30.8%，中位 PFS 为 8.7 个月，中位 OS 为

12.5 个月[49]。

（2）免疫治疗

2019 年 ASCO 会议报告了一项帕博利珠单抗一线治疗转移性非透明细胞癌的 Keynote 427 研究，共纳入非透明细胞癌 165 例，其中乳头状肾癌占 71%，嫌色细胞癌占 13%，未分类癌占 16%。68% 为中高危患者。结果显示 ORR 为 24.8%，如根据病理亚型，乳头状肾细胞癌为 25.4%，嫌色细胞癌 9.5%，未分类肾癌 34.6%。全组中位无进展生存期为 4.1 个月，1 年生存率为 72%[50]。而免疫与靶向药物联合，疗效未见显著提高。

5.3 靶向与免疫治疗主要不良反应及其处理原则

5.3.1 靶向药物常见不良反应的处理原则

常见药物相关不良反应[a]	处理建议[b]			
	I[c]	II[c]	III[c]	IV[c]
高血压	不需处理，监测血压	单药降压治疗	暂停服药，一种或多种降压药物联合，直至该不良事件降至≤1级或恢复至基线水平。随后减量重新开始治疗	需紧急处理，停用靶向治疗
手足皮肤反应	对症处理	暂停服药，对症处理，直至不良事件降低至1级以下或恢复至基线水平。随后减量重新开始治疗	暂停服药，对症处理，直至该不良事件降至≤1级或恢复至基线水平。随后减量重新开始治疗。或终止治疗	—

靶向药物常见不良反应的处理原则（续表）

常见药物相关不良反应 [a]	处理建议 [b]			
	I°	II°	III°	IV°
甲状腺功能减退	不需处理	甲状腺素片替代治疗	暂停治疗，对症处理，直至该不良事件降至≤1级或恢复至基线水平。随后减量重新开始治疗	
黏膜炎/口腔炎	对症处理（漱口水、止痛药及支持疗法），不需要调整剂量及停药	对症处理（漱口水、止痛药及支持疗法），不需要调整剂量及停药	暂停服药，对症处理，直至该不良事件降至≤1级或恢复至基线水平。随后减量重新开始治疗。或终止治疗	终止治疗，对症处理
间质性肺炎	对症处理，可继续靶向药物治疗，严密监测	暂停治疗，给予皮质类固醇，对症处理，直至不良事件降低至1级以下或恢复至基线水平。根据呼吸专科意见，是否需要终止治疗	终止治疗，给予皮质类固醇，对症处理，必要时经验性抗感染治疗，请呼吸科或感染科会诊，不再考虑恢复治疗	终止治疗，给予皮质类固醇，对症处理，酌情通气治疗，经验性抗感染治疗。请呼吸科或感染科会诊。不再考虑恢复治疗

靶向药物常见不良反应的处理原则（续表）

常见药物相关不良反应[a]	处理建议[b]			
	I°	II°	III°	IV°
蛋白尿	密切监测	密切监测，必要时予以暂停药物	暂停服药，对症处理，直至不良事件降低至 1 级以下或恢复至基线水平。随后减量重新开始治疗	—

【注释】

a. 以上不良反应分级根据通用毒性常见不良事件评价标准。

b. 结合患者基础性疾病、ECOG 个体化处理。

5.3.2 免疫治疗相关不良反应的处理原则

CTCAE 分级	门诊 / 住院	糖皮质激素	免疫抑制剂	免疫治疗
1	门诊	不推荐	不推荐	继续
2	门诊	外用 / 口服泼尼松 0.5~1mg/（kg·d）	不推荐	暂停（皮肤反应和内分泌毒性可以继续用药）
3	住院	口服 / 静脉，甲泼尼龙 1~2mg/（kg·d），3d 后如症状好转，减量至 1mg/（kg·d），然后逐步减量，用药时间大于 4 周	激素治疗 3~5d 后无缓解，建议咨询专业内科医师	停药，能否再次使用需充分考虑获益 / 风险比
4	住院 / ICU	静脉，甲泼尼龙 1~2mg/（kg·d），3d 后如症状好转，减量至 1mg/（kg·d），然后逐步减量，用药时间大于 4 周	激素治疗 3~5d 后无缓解，建议咨询专业内科医师	永久停药

内科治疗

【注释】

以上处理原则适用于常见类型的免疫治疗相关不良反应处理，详见CSCO《免疫检查点抑制剂相关的毒性管理指南》。对于一些特殊类型的免疫治疗相关不良反应的处理，建议咨询相关专业医师，如免疫治疗相关性心肌炎、垂体炎、高血糖、重症肌无力、溶血性贫血和血小板减少等。

5.3.3 免疫及联合治疗的相关不良反应概述

抗PD-1抗体单药治疗最常见的治疗相关不良反应（TRAE）为乏力、瘙痒、恶心、腹泻，≥3度的TRAE为乏力、贫血，发生率均不超过3%[51, 52]。

抗PD-1抗体+抗CTLA-4抗体联合治疗（CheckMate214研究）显示，最常见的≥3度的TRAE为脂肪酶增加，淀粉酶增加和丙氨酸转氨酶增加。22%患者因TRAE导致停药，其中大多数患者在完成两药诱导期后停药。根据2020年ASCO GU更新随访报道显示，联合治疗的治疗相关不良事件发生率在治疗初6个月内发生率最高，随治疗时间延长逐渐降低。因此在联合治疗的治疗初6个月需密切关注治疗副反应的发生。而对于因毒副反应而停止双抗体用药的患者，在没有MDT团队的支持下，不建议再次使用该联合方案进行治疗。

而抗PD-1抗体联合小分子抗血管靶向治疗药物，如KeyNote426、JAVELIN 101研究中最常见的副反应均为腹泻和高血压。两项研究中分别有10.7%和7.6%患者因TRAE停止了双药治疗。因此该联合方案在治疗过程中需及时对症处理，避免出现高血压危象等不良事件，提高患者耐受性，从而使患者从联合治疗中获益。

参考文献

[1] HAAS NB, MANOLA J, UZZO RG, et al. Adjuvant sunitinib or sorafenib for high-risk, non-metastatic renal-cell carcinoma (ECOG-ACRIN E2805) : a double-blind, placebo-controlled, randomised, phase 3 trial. Lancet, 2016, 387 (10032) : 2008-2016.

[2] MOTZER RJ, HAAS NB, DONSKOV F, et al. Randomized phase Ⅲ trial of adjuvant pazopanib versus placebo after nephrectomy in patients with localized or locally advanced renal cell carcinoma. J Clin Oncol, 2017, 35 (35) : 3916-3923.

[3] GROSS-GOUPIL M, KWON TG, ETO M, et al. Axitinib versus placebo as an adjuvant treatment of renal cell carcinoma: results from the phase Ⅲ , randomized ATLAS trial. Ann Oncol, 2018, 29 (12) : 2371-2378.

[4] RAVAUD A, MOTZER RJ, PANDHA HS, et al. Adjuvant sunitinib in high-risk renal-cell carcinoma after nephrectomy. N Engl J Med, 375 (23) : 2246-2254.

[5] MOTZER RJ, RAVAUD A, PATARD JJ, et al. Adjuvant sunitinib for high-risk renal cell carcinoma after nephrectomy: subgroup analyses and updated overall survival results. Eur Urol, 2018, 73 (1) : 62-68.

[6] RINI BI, DORFF TB, ELSON P, et al. Active surveillance in metastatic renal-cell carcinoma: a pro-

spective, phase 2 trial. Lancet Oncol, 2016, 17 (9) : 1317-1324.

[7] MOTZER RJ, HUTSON TE, TOMCZAK P, et al. Sunitinib versus interferon alfa in metastatic renal-cell carcinoma. N Engl J Med, 2007, 356 (2) : 115-124.

[8] RINI BI, HUTSON TE, FIGLIN RA, et al. Sunitinib in patients with metastatic renal cell carcinoma: clinical outcome according to international Metastatic Renal Cell Carcinoma Database Consortium Risk Group. Clin Genitourin Cancer, 2018, 16 (4) : 298-304.

[9] NIZAR M. TANNIR, DAVID F. , et al. Overall survival and independent review of response in CheckMate 214 with 42-month follow-up: First-line nivolumab + ipilimumab (N+I) versus sunitinib (S) in patients (pts) with advanced renal cell carcinoma (aRCC) . J Clin Oncol, 2020, 38 (6s) : 609.

[10] QIN SK, JIN J, GUO J, et al. Efficacy and safety of first-line sunitinib in Chinese patients with metastatic renal cell carcinoma. Future Oncol, 2018, 14 (18) : 1835-1845.

[11] STERNBERG CN, DAVIS ID, MARDIAK J, et al. Pazopanib in locally advanced or metastatic renal cell carcinoma: results of a randomized phase III trial. J Clin Oncol, 2010, 28 (6) : 1061-1068.

[12] MOTZER RJ, HUTSON TE, CELLA D, et al. Pazopanib versus sunitinib in metastatic renal-cell carcinoma. N Engl J Med, 2013, 369 (8) : 722-731.

[13] SHENG X, JIN J, HE Z, et al. Pazopanib versus sunitinib in Chinese patients with locally advanced or metastatic renal cell carcinoma: pooled subgroup analysis from the randomized, COMPARZ stud-

ies. BMC Cancer, 2020, 20 (1) : 219.

[14] PÉREZ-VALDERRAMA B, ARRANZ ARIJA JA, RODRÍGUEZ SÁNCHEZ A, et al. Valida-
tion of the International Metastatic Renal-Cell Carcinoma Database Consortium (IMDC) prog-
nostic model for first-line pazopanib in metastatic renal carcinoma: the Spanish Onco-
logic Genitourinary Group (SOGUG) SPAZO study. Annals of oncology, 2016, 27 (4) :
706-711.

[15] MOTZER RJ, NOSOV D, EISEN T, et al. Tivozanib versus sorafenib as initial targeted therapy
for patients with metastatic renal cell carcinoma: results from a phase III trial. J Clin Oncol, 2013,
31 (30) : 3791-3799.

[16] HUTSON TE, LESOVOY V, Al-Shukri S, et al. Axitinib versus sorafenib as first-line therapy
in patients with metastatic renal-cell carcinoma: a randomised open-label phase 3 trial. Lancet
Oncol, 2013, 14 (13) : 1287-1294.

[17] 周爱萍, 何志嵩, 于世英, 等. 索拉非尼治疗转移性肾癌的临床试验. 中华泌尿外科杂
志, 2009, 30 (1) : 10-14.

[18] ZHANG HL, SHENG XN, LI XS, et al. Sorafenib versus sunitinib as first-line treatment agents in
Chinese patients with metastatic renal cell carcinoma: the largest multicenter retrospective analysis
of survival and prognostic factors. BMC Cancer, 2017, 17 (1) : 16.

[19] HUTSON TE, AL-SHUKRI S, STUS VP, et al. Axitinib versus sorafenib in first-line metastatic

renal cell carcinoma: overall survival from a Randomized phase III trial. Clin Genitourin Cancer, 2017, 15 (1) : 72-76.

[20] SHENG X, BI F, REN X, et al. First-line axitinib versus sorafenib in Asian patients with metastatic renal cell carcinoma: exploratory subgroup analyses of phase III data. Future Oncol, 2019, 15 (1) : 53-63.

[21] CHOUEIRI TK, HALABI S, SANFORD BL, et al. Cabozantinib versus sunitinib as initial targeted therapy for patients with metastatic renal cell carcinoma of poor or intermediate risk: The Alliance A031203 CABOSUN Trial. J Clin Oncol, 2017, 35 (6) : 591-597.

[22] ESCUDIER B, PLUZANSKA A, KORALEWSKI P, et al. Bevacizumab plus interferon alfa-2a for treatment of metastatic renal cell carcinoma: a randomised, double-blind phase III trial. Lancet, 2007, 370 (9605) : 2103-2111.

[23] RINI BI, HALABI S, ROSENBERG JE, et al. Phase III trial of bevacizumab plus interferon alfa versus interferon alfa monotherapy in patients with metastatic renal cell carcinoma: final results of CALGB 90206. J Clin Oncol, 2010, 28 (13) : 2137-2143.

[24] HUDES G, CARDUCCI M, TOMCZAK P, et al. Temsirolimus, interferon alfa, or both for advanced renal-cell carcinoma. N Engl J Med, 2007, 356 (22) : 2271-2281.

[25] SUN Y, RHA S, LEE SH, et al. Phase II study of the safety and efficacy of temsirolimus in East Asian patients with advanced renal cell carcinoma. Jpn J Clin Oncol, 2012, 42 (9) : 836-844.

内科治疗

[26] ZHOU AP, BAI Y, SONG Y, et al. Anlotinib versus sunitinib as first-line treatment for metastatic renal cell carcinoma: A randomized phase II clinical trial. Oncologist, 2019, 24 (8) : e702-e708.

[27] MOTZER RJ, TANNIR NM, MCDERMOTT DF, et al. Nivolumab plus ipilimumab versus sunitinib in advanced renal-cell carcinoma. N Engl J Med, 2018, 378 (14) : 1277-1290.

[28] RINI BI, PLIMACK ER, STUS V, et al. Pembrolizumab plus axitinib versus sunitinib for advanced renal-cell carcinoma. N Engl J Med, 2019, 380 (12) : 1116-1127.

[29] BRIAN I. RINI, ELIZABETH R. PLIMACK, VIKTOR, et al. Pembrolizumab (pembro) plus axitinib (axi) versus sunitinib as first-line therapy for metastatic renal cell carcinoma (mRCC) : Outcomes in the combined IMDC intermediate/poor risk and sarcomatoid subgroups of the phase 3 KEYNOTE-426 study. J Clin Oncol, 2019, 37 (15s) : 4500-4500.

[30] MOTZER RJ, PENKOV K, HAANEN J, et al. Avelumab plusaxitinib versus sunitinib for advanced renal-cell carcinoma. N Engl J Med, 2019, 380 (12) : 1103-1115.

[31] DAVID F. MCDERMOTT J-LL, CEZARY SZCZYLIK, et al. Pembrolizumab monotherapy as first-line therapy in advanced clear cell renal cell carcinoma (accRCC) : Results from cohort A of KEYNOTE-427. J Clin Oncol, 2018, 36 (15s) , 4500.

[32] RINI BI, ESCUDIER B, TOMCZAK P, et al. Comparative effectiveness of axitinib versus sorafenib in advanced renal cell carcinoma (AXIS) : a randomised phase 3 trial. Lancet, 2011, 378 (9807) : 1931-1939.

内科治疗

[33] MOTZER RJ, ESCUDIER B, TOMCZAK P, et al. Axitinib versus sorafenib as second-line treatment for advanced renal cell carcinoma: overall survival analysis and updated results from a randomised phase 3 trial. Lancet Oncol, 2013, 149 (6) : 552-562.

[34] QIN S, BI F, JIN J, et al. Axitinib versus sorafenib as a second-line therapy in Asian patients with metastatic renal cell carcinoma: results from a randomized registrational study. Onco Targets Ther, 2015, 8: 1363-1373.

[35] CHOUEIRI TK, ESCUDIER B, POWLES T, et al. Cabozantinib versus everolimus in advanced renal-cell carcinoma. N Engl J Med, 2015, 373 (19) : 1814-1823.

[36] CHOUEIRI TK, ESCUDIER B, POWLES T, et al. Cabozantinib versus everolimus in advanced renal cell carcinoma (METEOR) : results from a randomised, open-label, phase 3 trial. Lancet Oncol, 2016, 17 (7) : 917-927.

[37] MOTZER RJ, HUTSON TE, GLEN H, et al. Lenvatinib, everolimus, and the combination in patients with metastatic renal cell carcinoma: a randomised, phase 2, open-label, multicentre trial. Lancet Oncol, 2015, 16 (15) : 1473-1482.

[38] MOTZER RJ, ESCUDIER B, OUDARD S, et al. Efficacy of everolimus in advanced renal cell carcinoma: a double-blind, randomised, placebo-controlled phase Ⅲ trial. Lancet, 2008, 372 (9637) : 449-456.

[39] GUO J, HUANG Y, ZHANG X, et al. Safety and efficacy of everolimus in Chinese patients with

metastatic renal cell carcinoma resistant to vascular endothelial growth factor receptor-tyrosine kinase inhibitor therapy: an open-label phase 1b study. BMC Cancer, 2013, 13: 136.

[40] THOMAS E. HUTSON, BERNARD ESCUDIER, EMILIO ESTEBAN et al. Randomized phase III trial of temsirolimus versus sorafenib as second-line therapy after sunitinib in patients with metastatic renal cell carcinoma, 2014, 32 (8) : 760-766.

[41] EICHELBERG C, VERVENNE WL, DE SANTIS M, et al. SWITCH: A randomised, sequential, open-label study to evaluate the efficacy and safety of sorafenib-sunitinib versus sunitinib-sorafenib in the treatment of metastatic renal cell cancer. Eur Urol, 2015 Nov, 68 (5) : 837-847.

[42] HAINSWORTH JD, RUBIN MS, ARROWSMITH ER, et al. Pazopanib as second-line treatment after sunitinib or bevacizumab in patients with advanced renal cell carcinoma: a Sarah Cannon Oncology Research Consortium Phase II Trial. Clin Genitourin Cancer, Sep 2013, 11 (3) : 270-275.

[43] RAUTIOLA J, UTRIAINEN T, PELTOLA K, et al. Pazopanib after sunitinib failure in patients with metastatic renal cell carcinoma. Acta Oncol, 2014 Jan, 53 (1) : 113-118.

[44] MOTZER RJ, ESCUDIER B, MCDERMOTT DF, et al. Nivolumab versus everolimus in advanced renal-cell carcinoma. N Engl J Med, 2015, 373 (19) : 1803-1813.

[45] C. LEE, A. Y. SHAH, V. MAKKER, et al. Phase 2 study of lenvatinib plus pembroli-

内科治疗

zumab for disease progression after PD-1/PD-L1 immune checkpoint inhibitor in metastatic clear cell renal cell carcinoma (mccRCC) : results of an interim analysis. Annals of Oncology, 2019, 30 (suppl_5) : v475-v532.

[46] MOTZER RJ, PORTA C, VOGELZANG NJ, et al. Dovitinib versus sorafenib for third-line targeted treatment of patients with metastatic renal cell carcinoma: an open-label, randomised phase 3 trial. Lancet Oncol, 2014, 15 (3) : 286-296.

[47] ARMSTRONG AJ, HALABI S, EISEN T, et al. Everolimus versus sunitinib for patients with metastatic non-clear cell renal cell carcinoma (ASPEN) : a multicentre, open-label, randomised phase 2 trial. Lancet Oncol, 2016, 17 (3) : 378-388.

[48] MARTÍNEZ CHANZÁ N, XIE W, ASIM BILEN M, et al. Cabozantinib in advanced non-clear-cell renal cell carcinoma: a multicentre, retrospective, cohort study. Lancet Oncol, 2019, 20 (4) : 581-590.

[49] SHENG X, CAO D, YUAN J, et al. Sorafenib in combination with gemcitabine plus cisplatin chemotherapy in metastatic renal collecting duct carcinoma: A prospective, multicentre, single-arm, phase 2 study. Eur J Cancer, 2018, 100: 1-7.

[50] DAVID F. MCDERMOTT J-LL, MAREK ZIOBRO, et al. First-line pembrolizumab (pembro) monotherapy for advanced non-clear cell renal cell carcinoma (nccRCC) : Results from KEYNOTE-427 cohort B. J of Clin Oncol, 2019, 37 (7s) : 546-546.

[51] EIGENTLER TK, HASSEL JC, BERKING C, et al. Diagnosis, monitoring and manage-

内科治疗

ment of immune-related adverse drug reactions of anti-PD-1 antibody therapy. Cancer Treat Rev, 2016, 45: 7-18.

[52] ROBERT J. MOTZER, SCOTT S, et al. Final analysis of the CheckMate 025 trial comparing nivolumab (NIVO) versus everolimus (EVE) with >5 years of follow-up in patients with advanced renal cell carcinoma (aRCC). J Clin Oncol, 2020, 38 (6s): 617.

6 随访

目的	I 级推荐 [a, b]		II 级推荐	
	随访内容	频次	随访内容	频次
肾部分切除术后（T1~2期）	a. 病史 b. 体格检查 c. 实验室检查（包括血生化和尿常规） d. 腹部 CT 或 MRI（至少腹部 B 超），胸部 CT 或胸部 X 线片	开始前 2 年每 6 个月一次，然后每年一次，至术后 5 年	骨扫描 头颅 CT 或 MRI 盆腔 CT 或 MRI 全身 PET-CT [c]	同 I 级推荐或更频
根治性肾切除（T3~T4期）	a. 病史 b. 体格检查 c. 实验室检查（包括血生化和尿常规） d. 腹部 CT 或 MRI（至少腹部 B 超），胸部 CT	开始前 2 年每 3 个月一次，然后每 6 个月一次，至术后 5 年	骨扫描 头颅 CT 或 MRI 盆腔 CT 或 MRI 全身 PET-CT [c]	同 I 级推荐或更频
消融治疗（T1a期）	a. 病史 b. 体格检查 c. 实验室检查（包括血生化和尿常规） d. 腹部 CT 或 MRI，肺部平扫 CT	开始前 2 年每 3 个月一次，然后每 6 个月一次，5 年后每年一次	骨扫描 头颅 CT 或 MRI 盆腔 CT 或 MRI 全身 PET-CT [c]	同 I 级推荐或更频

目的	I 级推荐 [a, b]		II 级推荐	
	随访内容	频次	随访内容	频次
密切监测（T1a 期）	a. 病史 b. 体格检查 c. 实验室检查（包括血生化和尿常规） d. 腹部 CT 或 MRI，胸部 CT	开始前 2 年每 3 个月一次，然后每 6 个月一次，5 年后每年一次	骨扫描 头颅 CT 或 MRI 盆腔 CT 或 MRI 全身 PET-CT [c]	同 I 级推荐或更频
全身系统治疗（IV期）	a. 病史询问 + 体格检查 b. 实验室检查（包括血常规、血生化、尿常规、甲状腺功能） c. 可测量病灶部位 CT 或 MRI d. 头颅增强 CT 或 MRI（脑转移患者） e. 骨扫描（骨转移患者） f. 心脏超声 [d]	系统治疗前对所有可测量病灶进行影像学检查，以后每 6~12 周进行复查评价疗效	其他部位 CT 或 MRI， 全身 PET-CT [c]	同 I 级推荐或更频

【注释】

a. 随访/监测的主要目的为发现尚可接受潜在根治为治疗目的的转移复发肾癌，或更早发现肿瘤复发并及时干预处理，以提高患者总生存期，改善生活质量。目前尚缺乏高级别循证医学证据支持最佳随访/监测策略[1-11]。

b. 随访应按照患者个体化和肿瘤分期的原则，如果患者身体状况不允许接受一旦复发且需要的抗肿瘤治疗，则不主张对患者进行常规肿瘤随访/监测。

c. PET-CT 仅推荐用于临床怀疑复发或转移。目前不推荐将其列为常规随访/监测手段[12]。

d. 服用小分子靶向药物的患者需监测心脏超声。

参考文献

［1］ DABESTANI S, BEISLAND C, STEWART GD, et al. Long-term outcomes of follow-up for initially localised clear cell renal cell carcinoma: RECUR Database Analysis. Eur Urol Focus, 2018, 4569 (18): 30072-30075.

［2］ SCOLL BJ, WONG YN, EGLESTON BL. , et al. Age, tumor size and relative survival of patients with localized renal cell carcinoma: a surveillance, epidemiology and end results analysis. J Urol, 2009, 181 (2) : 506-511.

[3] BEISLAND C, GUÐBRANDSDOTTIR G, REISæTER LA, et al. A prospective risk-stratified follow-up programme for radically treated renal cell carcinoma patients: evaluation after eight years of clinical use. World J Urol, 2016, 34 (8) : 1087-1099.

[4] STEWART-MERRILL SB, THOMPSON RH, BOORJIAN SA, et al. Oncologic surveillance after surgical resection for renal cell carcinoma: A novel risk-based approach. J Clin Oncol, 2015, 33 (35) : 4151-4157.

[5] PETTUS JA, JANG TL, THOMPSON RH, et al. Effect of baseline glomerular filtration rate on survival in patients undergoing partial or radical nephrectomy for renal cortical tumors. Mayo Clin Proc, 2008, 83 (10) : 1101-1106.

[6] SNOW DC, BHAYANI SB. Rapid communication: chronic renal insufficiency after laparoscopic partial nephrectomy and radical nephrectomy for pathologic t1a lesions. J Endourol, 2008, 22 (2) : 337-341.

[7] ZINI L, PERROTTE P, CAPITANIO U, et al. Radical versus partial nephrectomy: effect on overall and noncancer mortality. Cancer, 2009, 115 (7) : 1465-1471.

[8] JELDRES C, PATARD JJ, CAPITANIO U, et al. Partial versus radical nephrectomy in patients with adverse clinical or pathologic characteristics. Urology, 2009, 73 (6) : 1300-1305.

[9] BRUNO JJ 2nd, SNYDER ME, MOTZER RJ, et al. Renal cell carcinoma local recurrences: impact of surgical treatment and concomitant metastasis on survival. BJU Int, 2006, 97 (5) : 933-938.

随访

[10] SANDHU SS1, SYMES A, A'HERN R. , et al. Surgical excision of isolated renal-bed recurrence after radical nephrectomy for renal cell carcinoma. BJU Int, 2005, 95 (4) : 522-525.

[11] BANI-HANI AH1, LEIBOVICH BC, LOHSE CM, et al. Associations with contralateral recurrence following nephrectomy for renal cell carcinoma using a cohort of 2, 352 patients. J Urol, 2005, 173 (2) : 391-394.

[12] PARK JW, JO MK, LEE HM. Significance of 18F-fluorodeoxyglucose positron-emission tomography/computed tomography for the postoperative surveillance of advanced renal cell carcinoma. BJU Int, 2009, 103 (5) : 615-619.

7 附录

7.1 第 8 版 AJCC 肾癌的 TNM 分期系统

分期		标准
原发肿瘤（T）		
Tx		原发肿瘤无法评估
T0		无原发肿瘤的证据
T1		肿瘤局限于肾脏，最大径 ≤ 7cm
	T1a	肿瘤最大径 ≤ 4cm
	T1b	肿瘤最大径 >4cm，但是 ≤ 7cm
T2		肿瘤局限于肾脏，最大径 >7cm
	T2a	肿瘤最大径 >7cm，但是 ≤ 10cm
	T2B	肿瘤局限于肾脏，最大径 >10cm

分期		标准
T3		肿瘤侵及大静脉或肾周围组织，但未累及同侧肾上腺，也未超过肾周筋膜
	T3a	肿瘤侵及肾静脉或肾静脉分支的肾段静脉（含肌层静脉），或者侵及肾盂、肾盏系统，或侵犯肾周脂肪和（或）肾窦脂肪（肾盂旁脂肪），但是未超过肾周筋膜
	T3b	肿瘤瘤栓累及膈肌下的下腔静脉
	T3c	肿瘤瘤栓累及膈肌上的下腔静脉或侵犯下腔静脉壁
T4		肿瘤侵透肾周筋膜，包括肿瘤直接侵及同侧肾上腺
区域淋巴结（N）		
Nx		区域淋巴结无法评估
N0		没有区域淋巴结转移
N1		区域淋巴结转移
远处转移（M）		
M0		无远处转移
M1		有远处转移

7.2 第 8 版 AJCC 肾癌临床分期

分期	肿瘤情况		
I 期	T1	N0	M0
II 期	T2	N0	M0
III期	T1/T2	N1	M0
	T3	N0 或 N1	M0
IV期	T4	任何 N	M0
	任何 T	任何 N	M1

7.3 2016 年 WHO 肾脏肿瘤病理组织学分类

透明细胞肾细胞癌

低度恶性潜能多房囊性肾细胞肿瘤 [a]

乳头状肾细胞癌

遗传性平滑肌瘤病和肾细胞癌综合征相关性肾细胞癌

嫌色细胞肾细胞癌

集合管癌

肾髓质癌

MiTF 家族易位性肾细胞癌

琥珀酸脱氢酶缺陷相关的肾细胞癌

黏液性管状和梭形细胞癌

管状囊性肾细胞癌

获得性囊性肾病相关性肾细胞癌

透明细胞乳头状肾细胞癌

未分类的肾细胞癌

乳头状腺瘤

嗜酸细胞瘤

【注释】

a. 多房囊性肾细胞癌由于其良好的生物学行为，在 2016 年 WHO 分类中，这个肿瘤被更名为"低度恶性潜能多房囊性肾细胞肿瘤"以更准确地反映其生物学行为。

7.4 肾癌合并静脉瘤栓的 Mayo Clinic 瘤栓五级分类法

分级	标准及内容
0	瘤栓局限在肾静脉内
I	瘤栓侵入下腔静脉内，瘤栓顶端距肾静脉开口处 ≤ 2cm
II	瘤栓侵入肝静脉水平以下的下腔静脉内，瘤栓顶端距肾静脉开口处 >2cm
III	瘤栓生长达肝内下腔静脉水平，膈肌以下
IV	瘤栓侵入膈肌以上下腔静脉内

52检